YINGWURE YIYUANTI FEIYAN

鹦鹉热衣原体
肺炎

梁剑平　张安兵　夏秀琼　主编

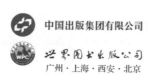

中国出版集团有限公司

世界图书出版公司
广州·上海·西安·北京

图书在版编目（CIP）数据

鹦鹉热衣原体肺炎 / 梁剑平，张安兵，夏秀琼主编 . —
广州：世界图书出版广东有限公司，2023.11
ISBN 978-7-5232-0952-3

Ⅰ.①鹦… Ⅱ.①梁… ②张… ③夏… Ⅲ.①鹦鹉热衣
原体—肺炎—诊疗 Ⅳ.①R563.1

中国国家版本馆CIP数据核字（2023）第217621号

书　　名	鹦鹉热衣原体肺炎 YINGWURE YIYUANTI FEIYAN
主　　编	梁剑平　张安兵　夏秀琼
责任编辑	曹桔方
装帧设计	书窗设计
责任技编	刘上锦
出版发行	世界图书出版有限公司　世界图书出版广东有限公司
地　　址	广州市海珠区新港西路大江冲25号
邮　　编	510300
电　　话	020-84460408
网　　址	http://www.gdst.com.cn
邮　　箱	wpc_gdst@163.com
经　　销	各地新华书店
印　　刷	广州市迪桦彩印有限公司
开　　本	710 mm × 1000 mm　1/16
印　　张	11.25
字　　数	160千字
版　　次	2023年11月第1版　2023年11月第1次印刷
国际书号	ISBN 978-7-5232-0952-3
定　　价	55.00元

编委会

前　言

　　鹦鹉热衣原体属于衣原体属，与肺炎衣原体、沙眼衣原体等同为革兰阴性胞内寄生菌，但其致病性更强，轻者可无症状，重者可发展为重症肺炎、急性呼吸窘迫综合征，甚至多器官功能衰竭。既往由于对该病认识不足且检查手段存在局限性，临床确诊的鹦鹉热病例较少。随着宏基因组第二代测序广泛运用于临床，鹦鹉热肺炎的临床报道逐年增多，但病例数相对较少，难以系统反映该病的特征，也缺乏鹦鹉热肺炎相关的著作，本书从衣原体着手，对鹦鹉热肺炎作了系统阐述。

　　本书基于以往及目前的临床研究，也结合作者的临床实践经验，从流行病学、病原学、发病机制、临床表现、影像学表现、鉴别诊断及治疗方面对鹦鹉热肺炎进行了系统阐述，并详细列举了8个有代表性的病例，展示其发病过程、检验及影像等辅助检查结果，进行讨论、分析及总结。期望本书的出版能为临床医生在鹦鹉热衣原体肺炎的诊断及治疗中提供帮助。

　　本书若存在一些错漏，敬请各位读者批评指正！

梁剑平

2023年11月1日

前　言

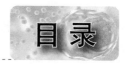

目 录

第一章

绪 论

鹦鹉热衣原体（Chlamydia psittaci，Cps）是导致人类和鸟类发生鹦鹉热肺炎的病原体。在衣原体生物中，Cps在很大程度上仍处于人类病原体沙眼衣原体和肺炎衣原体的阴影之下，这两种病原体在过去一直都吸引着人们的关注。而在19世纪末、20世纪初，Cps才成为当时人类医学和兽医学关注的焦点之一。

1880年Ritter等首次报道了关于Cps在人类中的暴发，之后一直都吸引着人们的关注。1893年，巴黎报道了一种传染性病原体从鹦鹉传染给人类，导致类似流感的症状。1895年，Morange等将这种疾病以鹦鹉的拉丁词"psittucus"命名为"鹦鹉病"。鹦鹉是人类感染Cps的主要来源，但是受感染的其他鸟类也可能对人类具有致病性。人类患鹦鹉热肺炎的临床症状表现不一，轻者无症状，重则死亡。

鹦鹉热衣原体极难培养，需在生物安全防护三级实验室（P3）实验室进行，全球绝大多数医院未常规开展。对鹦鹉热衣原体肺炎的诊断，早年以聚合酶链反应（PCR）、血清学检测为主，但这两种方法的阳性率偏低，且未在大量基层医院，甚至未在大部分三甲医院常规开展。故既往临床报道病例数较少，2006—2012年6年间美国疾病控制与预防中心（美国CDC）仅报告58例。宏基因组二代测序（metagenomics Next-generation sequencing，mNGS）作为新一代检测技术，可以准确、高效地鉴定出样本中存在的可疑致病微生物，近年来，随着mNGS的广泛使用，诊断出鹦鹉热衣原体肺炎的患者越来越多，据德国学者推测社区获得性肺炎中鹦鹉热衣原体肺炎约占1%。

我们在总结近年发现的鹦鹉热衣原体肺炎患者的临床资料后发现，鹦鹉热衣原体肺炎患者有一定的临床特征可提示该病的诊断，且对该病的治疗我们也总结出了一定经验。我们期望通过本书的出版，提高广大医务人员对鹦鹉热衣原体肺炎的认识，力争做到该病的早诊断、早治疗，降低重症患者的病死率。

第二章

流行病学

一、国外资料

在1880年，Cps首次成为人类的关注点之一，也正是因为疾病的暴发才引起人们的重视。Ritter等[1]首次报道了关于Cps在人类中的暴发，发现了7例患者在家中接触鹦鹉后出现不典型肺炎的表现。1893年，巴黎报道了一种传染性病原体从鹦鹉传染给人类，导致类似流感的症状。1895年，Morange等将这种疾病以鹦鹉的拉丁词"psittucus"命名为"鹦鹉病"[2]。1890—1930年，在欧洲、北美洲和南美洲发生了多次严重的Cps在人群中暴发的病例[3-4]，所有这些病例可以归因于处理、销售、购买鹦鹉和其他鸟类品种。在1932年，Meyer等[5]报道了1例患者在接触鸡后导致Cps的感染。从1945—1951年，美国公共卫生局报告的Cps病例数大约在25—35例。而在1951年年底，美国联邦政府放宽对鹦鹉的检疫和运输后，在1952年上升至135例，1953年升至169例，1954年升至495例（其中200例患者是接触了受感染的火鸡发病），1955年降至278例[6]。上述报道也说明鹦鹉是人类感染Cps的主要来源，但是受感染的其他鸟类也可能对人类具有致病性。1955年，Jordan等[6]报道了一例家族性Cps感染，这个家庭是由一位黑人牧师、他的妻子和他们的10个孩子组成，4个男孩和6个女孩。通过接触鹦鹉长达2周后，家庭中有4人发病，其他8人无症状。母亲出现了类似流感样症状，而18岁的女儿出现了头痛、恶心、呕吐、厌食等表现，16岁的女儿出现了支气管肺炎，而父亲则出现了致命性的肺炎及脑炎，最终死亡。可以看出症状表现不一，轻至无症状，重至死亡。从流行病学的观点来看，Cps在这个家庭的暴发最合理的解释是来自一个共同的来源，即鹦鹉。之后，由于对病因学和流行病学知识的提高、更好的诊断技术，以及在治疗中使用抗菌素，疾病控制更加有效，大规模暴发成为罕见的例外。

20世纪80年代，瑞士、芬兰、瑞典、英国、西班牙、澳大利亚、沙特阿拉伯等国家也有零星病例报道。Krech等[7]于1986年回顾性分析1980—1981年在瑞士诊断为1494例社区获得性肺炎的患者，通过补体结合试验发现大多数肺炎是由肺炎支原体和A型流感病毒、嗜肺军团菌引起的，而Cps感染的比例为1.9%。2001年，Jokinen等[8]报道了芬兰东部4个市在1981—1982年确诊了304例符合社区获得性肺炎的患者，发现30例患者是衣原体感染的肺炎，其中仅有3例患者是因Cps感染导致的肺炎。而这3例Cps感染的年龄段分别在15—44岁、45—59岁、60岁以上的患者。Claesson等[9]对瑞典327名肺炎患儿（年龄小于15岁的儿童）进行了细菌和病毒抗原的血清学反应测定，发现了1例肺炎患儿是因为Cps感染诱发。一项前瞻性研究显示，在1982—1983年英国25家医院总共453例社区获得性肺炎患者参与这项研究，其中Cps的感染人数为13[10]。Burman等[11]做了一项关于肺炎病原学的前瞻性研究，对180名肺炎患者通过血清抗原抗体反应检测出3.3%Cps感染比例。Mohamed等[12]对沙特阿拉伯一家武装部队医院一年内收治的112名成年病人中评估了引起肺炎的病原体，其中78名病人中发现了病原体的感染，20—29岁年龄段的患者更容易受到感染，而通过血清学检测发现了2例Cps感染的患者。1983—1984年，

Ausina 等[13] 报道了一项关于198名儿童及207名成人患者肺炎病原学研究，儿童中有157例原发性肺炎感染者，而成人中有165例属于原发性肺炎，其中 Cps 的感染比例为3.5%。1985—1986年，Blanquer[14] 等报道了一项关于西班牙瓦伦西亚社区肺炎病因学的多中心前瞻性研究，在510名肺炎患者中，仅208例患者有明确的病因，Cps 的感染仅占所有病原菌的0.2%。Mensa 等[15] 在为期28个月的前瞻性研究中，筛选了168名非典型肺炎表现的患者，发现仅有1例患者是因为 Cps 感染导致的肺炎。Ekman 等[16] 在对1986—1987年136名芬兰老年患者因衣原体感染导致的社区获得性肺炎病因学的诊断进行了回顾性分析，应用免疫荧光试验测定发现 Cps 的感染占所有衣原体感染的比例仅为2.2%。在1987年，Ortqvist 等[17] 对277名须住院治疗的社区获得性肺炎成年患者（平均年龄为62岁）的预后和预后因素进行了一项前瞻性研究，68%的患者确定了感染病因，其中3例患者肺炎感染的病因是 Cps。Lim 等[18] 对澳大利亚一家教学医院内被确诊为社区获得性肺炎的患者进行一项长达12个月的前瞻性研究，发现267例患者符合研究的标准，其中有7例年轻患者是确诊为 Cps 肺炎。1987—1989年，Moine 等[19] 对132例确诊为重症社区获得性肺炎患者进行了研究分析，仅有1例患者是因 Cps 感染了重症肺炎。Almirall 等[20] 对416例患者进行了一项长达8年的前瞻性研究，对56%的住院肺炎患者及44%的在家治疗的肺炎患者进行微生物病原学检测，其中68名在家接受治疗的患者，有25%的患者为肺炎衣原体感染，而 Cps 感染的人数占比为1%。由此可见，Cps 在社区获得性肺炎中的发病率偏低，但是对于住院治疗或居家治疗的肺炎患者，需要把 Cps 作为一个病因学的方向考虑，以免延误疾病的诊治。

20世纪90年代，北欧国家、意大利、加拿大、西班牙、克罗地亚、法国、阿根廷、日本等国家和地区陆续有Cps肺炎病例报道。1990—1993年，北欧非典型肺炎研究组等[21]对383例非典型病原体引起的社区获得性肺炎进行了双盲试验，258例患者确诊了微生物感染的类型，其中有4例患者诊断为Cps相关性肺炎。1991—1992年，Michetti等[22]报道了一项意大利社区获得性肺炎的前瞻性研究，发现Cps的感染率占179例确诊肺炎患者的6.7%。1991—1994年，Marrie等[23]通过症状、体征、影像学检查确诊了149例肺炎患者，其中2例肺炎患者的微生物病因诊断为Cps感染。在1992年，Pareja等[24]在西班牙纳入了165例肺炎患者，1.2%患者可归因于Cps的感染。Sillis等[25]通过酶联免疫检测法对275例社区获得性肺炎患者的呼吸道标本进行检测，发现了4例患者的痰标本中具有Cps病原菌感染。1992—1994年，Gendrel等[26]进行了一项关于18个月至13岁的104例法国儿童社区获得性肺炎相关病因学分析，使用血清学检测方法诊断了1例Cps感染的肺炎患儿。1994—1997年，Ishida等[27]在日本一家综合社区医院进行了一项为期3年的前瞻性研究，通过微生物学诊断发现326例肺炎患者中有7例Cps感染者。1995—1997年，Manresa等[28]对533例因社区获得性肺炎住院的非严重免疫抑制成人患者进行了一项前瞻性研究，其中Cps占感染因素的0.9%。西班牙一项前瞻性研究观察了1474例患者因社区获得性肺炎住院的病因学分析，79%的患者年龄在80岁以下，剩下21%的患者年龄在80岁以上，其中有16例患者肺炎的病因学诊断为Cps[29]。另一项西班牙的研究则关注需要住院治疗的复发性社区获得性肺炎的病因学调查，Vidal等[30]发现在1556例社区获得性肺炎患者中，有9.4%的复发性肺炎患者，而Cps感染的患者仅有17例。1996至1997年，Socan等[31]为了分析斯洛文尼亚社区获得性肺炎的微生物病原学，获取了211例肺炎患者的血清样本，诊断出2

例Cps感染的肺炎患者。1996—1997年，Tong等[32]通过多重聚合酶链反应法对244例肺炎患者的呼吸道标本中微生物的检测，发现1例患者是Cps感染所致的肺炎。1996—1999年，Gutiérrez等[33]对221例患者进行一项社区获得性肺炎的病原学研究，其中39%的患者获得了病原学诊断，确诊Cps感染的患者仅占4例。在1997—1998年，Luna等[34]报道了阿根廷关于社区获得性肺炎患者的病因学研究，主要研究对象是346例符合社区获得性肺炎诊断标准的门诊和住院患者，其中仅有1例Cps感染的肺炎患者。在1997—2000年，Falguera等[35]报道了247例非严重社区获得性肺炎的病因学研究，根据血清学检测结果发现Cps的感染人数为3例，并且在低危肺炎患者中，病情的严重程度与病因学有一定的相关性。1999—2000年，Saito等[36]对日本20家社区综合医院就诊的232例社区获得性肺炎患者的病因进行了前瞻性调查，其中肺炎衣原体的感染人数占比为6.5%，而Cps的感染占所有确诊肺炎人数的2.2%。

21世纪初，西班牙、日本、澳大利亚、土耳其、荷兰、德国等国家也有Cps相关肺炎的零星病例报道，确诊Cps肺炎的实验室方法包括病原分离鉴定、免疫荧光、补体结合试验、酶联免疫法、聚合酶连反应。Kuzman等[37]报道了一项由多个欧洲国家参与的随机多中心对照试验，针对社区获得性肺炎的病因学检测，发现3例肺炎患者是由Cps感染导致。2000—2004年，Briones等[38]报道了西班牙某三级医院关于社区获得性肺炎的病因学诊断的研究进行了为期接近4年的前瞻性观察，使用了免疫层析法对911例肺炎患者进行了微生物检测，发现诊断为Cps的患者仅4例。2001—2004年，Ishida等[39]报道一项日本长达3年的前瞻性研究，对349例社区获得性肺炎患者进行病因学检测，发现由Cps导致的肺炎占比为0.3%。2002年，Ewig等[40]纳入了204例确诊为社区获得性肺炎患者，44%的患者有明确的发病病因，其中诊断为Cps感染的患者仅有1例。在2002—2011年，Ishiguro等[41]回顾性分析了1032例社区获得性肺炎患者的病因诊断，确诊了15例患者的微生物检测为Cps感染。2004—2006年，Charles等[42]等报道了澳大利亚一项前瞻性、多中心的研究，共纳入885例社区获得性肺炎患者，所有的患者都进行了详细的细菌和病毒病原体的评估，仅有404例患者有明确的病因感染，其中诊断为Cps感染的患者仅占比为0.2%。2005—2009年，Walden等[43]报道了来自欧洲17个国家102个中心的1166例入住重症监护室的社区获得性肺炎的确诊患者，对这些平均年龄为64岁的肺炎患者微生物学进行了一个明确的分析，其中Cps感染的占比为0.9%。2005—2011年，Miyashita等[44]报道了一所大学教学医院和社区医院护理和医疗保健相关肺炎、社区获得性肺炎患者的流行病学差异，纳入了一所大学医院250例护理和医疗保健相关肺炎患者、421例社区获得性肺炎患者，社区医院则纳入了349例护理和医疗保健相关肺炎患者、374例社区获得性肺炎患者，发现5例确诊为Cps感染的肺炎患者。2006年，Bütün等[45]研究了土耳其某地区对于因支原体及衣原体导致上呼吸道感染的儿童（年龄为3个月至12岁）的发病率，纳入了100例上呼吸道感染的患儿，入院后检测患儿血清中衣原体及支原体的IgG和IgM，发现嗜酸性粒细胞增多或家中有兄弟姐妹是有利于衣原体的感染因素，其中发现1例患者是Cps感染导致的上呼吸道感染。2006—2007年，Capelastegui等[46]为了评估社区获得性肺炎的病因，在西班牙进行了一项基于人群的前瞻性研究，共纳入663例年龄大于18岁并且经过家庭医生和医院确诊的肺炎患者，其中55.7%的肺炎患者有明确的病因，而确诊为Cps肺炎的感染人群为2例患者。2007—2010年，Spoorenberg等[47]对147

例在两家荷兰医院因社区获得性肺炎住院的患者的痰液进行 PCR，其中4.8%的患者确诊为Cps感染，与其他社区获得性肺炎患者相比，Cps肺炎患者入院时体温较高（平均39.6℃），但血常规中白细胞计数较低（平均7.4×10^9/L）。2007—2010年，Gagéldonk-Lafeber等[48]纳入在荷兰一家综合医院急诊科确诊的339例社区获得性肺炎患者，发现20%的患者被诊断为非典型病原菌感染，其中Cps的感染人数为3例。2008—2009年，Huijskens等[49]报道了荷兰某医院住院的社区获得性肺炎患者的病原学发病率，纳入408例确诊为社区获得性肺炎的患者，发现263例患者有明确的病因，其中7例患者确诊为Cps感染导致的肺炎。2011—2012年，Dumke等[50]报道了因衣原体和支原体感染的社区获得性肺炎患者的发病率，其中衣原体检测的阳性率为3.9%，而确诊为Cps感染的人群占比为2.2%。综上表明，在社区获得性肺炎患者的检测中应该包括Cps。

二、国内资料

20世纪90年代，我国李丽等[51]报道了一名57岁的男性患者，发热20天，咯血2天入院。当时体温最高为40℃，伴剧烈头痛、肌肉酸痛，曾被诊断为"三叉神经痛、肺炎、肺结核"，使用过氧氟沙星、头孢噻肟，治疗效果欠佳。患者近年来饲养鹦鹉100余只，且人鸟共居单元房内。入院查体：体温39.7℃，左肺上下语颤增强，叩诊为浊音，可闻及湿性啰音及少许干啰音。白细胞总数10.2×10^9/L，中性粒细胞0.86，血红细胞沉降率75 mm/2 h，尿蛋白（+），血丙氨酸转氨酶112 IU，胸片示左肺上中下肺野大片淡薄阴影，胸部CT示左肺炎性浸润伴肺间质炎症。Cps抗体（微量免疫荧光法）IgG 1:256，IgM 1:

64。给予青霉素治疗后症状和胸片明显改善。

2003年，綦利平等[52]报道了一例38岁的女性患者，咳嗽、发热12天，入院体检查体温38.3℃，双下肺语颤增强，叩诊浊音，可闻及少许哮鸣音和湿啰音，血常规示白细胞$8.0 \times 10^9/L$，中性粒细胞0.70，血细胞沉降率25 mm/h，胸片示两下肺大片浸润影。追问病史得知，患者曾饲养了两只鹦鹉，且人鸟共居。验血示Cps抗体阳性，给予四环素后症状明显改善。

张文源等[53]报道了2007年收治的两例临床诊断为Cps肺炎患者。两例患者都有发热，以中高热为主，其中一例患者伴有轻微咳嗽，另一例患者伴有腹泻。两例患者的血白细胞数、中性粒细胞都正常，血红细胞沉降率明显升高，肝功能受损，电解质提示低钠血症。一例患者胸片示左肺大片状浸润影，另一例胸片示左中下肺感染。两例患者发病半月前，饲养的鸭群无明显原因死亡50只，抽血排除禽流感和SARS病毒感染，考虑衣原体感染，临床诊断为Cps肺炎。一例患者经过阿奇霉素联合左氧氟沙星治疗后体温恢复正常，复查胸片提示病灶吸收；另一例患者予阿奇霉素治疗后症状明显好转。这两例患者虽然未经过实验室的检查，但有明确的接触史，有明显的鹦鹉热肺炎表现，抗衣原体抗体有效，并排除禽流感、SARS病毒感染导致肺肺炎，因此对Cps肺炎的诊断依据比较充分。

2012年，张旋等[54]报道了一例20岁的女性患者，咳嗽1月，发热2天入院。入院查体：体温39.7℃，呼吸22次/分，双肺呼吸音粗，双下肺可闻及散在湿啰音，血常规示$6.8 \times 10^9/L$，中性粒细胞0.52，血红细胞沉降率、C反应蛋白测定正常，血培养阴性，胸部CT示两肺感染考虑，左肺舌段节段性不张。入院后追问病史得知，发病前1月余患者家中饲养一只鹦鹉作为宠物，后全家数人相继出现咳嗽症状。临床诊断为Cps感染导致的肺炎。给予莫西沙星治疗后体温正常，症状明显好转。本例患者的诊治说明了呼吸类氟喹诺酮类抗生素对Cps肺炎的治疗是有效的。

刘领等[55]报道了一例于2014年8月就诊于北京市垂柳医院的68岁男性患者，发热1月，厌油1周。入院体检体温38℃，叩诊左上肺浊音，血常规示13.97×10^9/L，中性粒细胞84.8%，C反应蛋白86 mm/h，胸部CT示左上肺尖后段胸膜下团片状实变影，右上肺后段肺及右下肺前基底段可见多发结节影，沿支气管血管束分布，右下肺前段结节伴晕征。住院后追问病史发现，患者饲养鹦鹉两只已数年，衣原体抗体100.66 RU/mL，临床诊断为Cps肺炎。初期给予甲磺酸左氧氟沙星片（利复星）联合头孢唑肟，体温降至正常，后换用莫西沙星治疗，复查胸部CT提示病灶明显吸收。

史兰萍等[56]报道了一例经江苏省南京大学附属鼓楼医院通过血高通量基因检测确诊的Cps感染的重症肺炎患者，头痛伴发热1周余，气促1天入院。患者在发病前4天曾至菜场购买活禽并携带活禽长时间乘车。查血常规示8.3×10^9/L，中性粒细胞0.85，血红细胞沉降率72 mm/h，血气分析提示低氧血症、呼吸性碱中毒，胸部CT示两肺感染（左侧较重），伴左侧少量胸腔积液，入院第二天考虑病情危重转至重症监护室进一步治疗，考虑"重症肺炎、急性呼吸窘迫综合征"，查血高通量基因检测为Cps感染阳性，经哌拉西林他唑巴坦联合米诺环素治疗，有创操作给予气管插管和体外膜肺氧合支持治疗后效果显著。本例患者的确诊手段与传统的实验室检查有明显区别，经血高通量基因检测能够更加准确地诊断为Cps肺炎，避免临床上抗生素的滥用及不合理使用，从而能更加精准地对患者实施有效的治疗措施。

朱榕生等[57]也报道了一例重症Cps肺炎病例，患者为50岁中年女性，临床表现为咳嗽、发热、气促，最高温度为39.5℃。患者在发病前7天曾于家门口发现2只脱毛死鸟，并给予埋置处理。查体呼吸急促，血脉氧56%（10 L/min），双肺闻及广泛湿啰音，双下肢轻度水肿。以"重症肺炎"收入监护室，验血示血小板压积（PCT）2.7 μg/L，肝功能受损，行支气管镜检查留取支气管肺泡灌洗液送检病原体二代测序，查出Cps（序列数为129）和流产衣原体（序列数8），经莫西沙星联合头孢哌酮舒巴坦钠联合治疗有效，并于体外膜氧合治疗后症状好转，后复查胸部CT明显好转。根据病原体二代测序能精准地诊断患者的病原学感染，更有利于临床的后续指导治疗。

邱崇荣等[58]2019年9月报道了一例60岁男性患者，发热5天。入院查体：体温39.1℃，双侧颈部、腋窝、腹股沟可触及数枚肿大淋巴结。血常规示白细胞$9.97×10^9$/L，中性粒细胞百分比91.10%，天冬氨酸氨基转移酶69.4 U/L，谷酰转肽酶91.1 U/L，PCT 0.66 ng/mL，C反应蛋白225.94 mg/L，红细胞沉降率103 mm/h。胸部CT示双肺纹理稍粗，右肺上叶可见大片状密度增高影，边界线模糊，考虑右肺上叶感染，右侧胸腔少量积液。入院后抽血送检基因二代测序，结果提示Cps感染。与莫西沙星、多西环素治疗后效果显著。

骆煜等[59]2020年回顾性分析了自2019年至2020年由上海市复旦大学附属中山医院感染科收治的5例Cps肺炎。结果发现5例患者都是男性，年龄在49—81岁，以高热、咳嗽为主要表现，所有的患者均有鸟类或家禽接触史，白细胞基本正常，中性粒细胞轻度升高，高敏C反应蛋白和血沉明显升高，胸部CT表现为某一肺叶炎症渗出和实变，严重者出现呼吸衰竭，应用多种抗菌药物治疗效果不佳。所有患者的呼吸道标本（包括痰液、肺泡灌洗液、肺组织）通过mNGS检测出鹦鹉热衣原体核酸序列，再结合患者的临床表现和接触史以明确诊断。

经过以四环素类药物为基础的治疗后病情出现显著好转。

仅几年时间，随着mNGS的发展，Cps肺炎的报道数量呈现不断增长的趋势。贺晓艳等[60]2021年回顾性分析了自2019至2020年收治的6例感染Cps的社区获得性肺炎患者，其中2例为轻症、4例为重症（根据重症社区获得性肺炎诊断标准定义），5例为男性患者，1例为女性患者，年龄为56—70岁，发现所有患者均有咳嗽、高热，有明显的家禽接触史。验血提示5例白细胞数基本正常，1例白细胞轻度升高；C反应蛋白、降钙素原均升高，5例患者肝转氨酶水平升高，6例患者都有低钠血症，有3例患者进行了有创机械通气治疗。胸部CT表现为斑片状渗出、实变，以下肺受累为主。所有患者均通过mNGS检测出鹦鹉热衣原体的序列数，其中5例患者是通过纤支镜行肺泡灌洗液检测，而灌洗液中基本能够看到白色或黄色的沉淀物，1例患者是通过血液检测。经过以多西环素为基础的治疗后病情都出现了明显的好转。

文文等[61]2021年回顾性分析了自2018至2020年经mNGS诊断的Cps肺炎患者8例。8例患者中，男性患者1例，其余7例均为女性患者，年龄为45—85岁，平均年龄为62岁。所有的患者均表现为高热、咳嗽、咳痰。7例白细胞计数正常，5例患者淋巴细胞计数降低，8例患者均有C反应蛋白升高，7例血红细胞沉降率升高，5例降钙素原正常。8例患者胸部CT均表现为大片斑片实变影，其中1例患者伴有胸腔积液。所有患者病理没有特异性，均为炎症细胞浸润伴纤维素渗出。经mNGS确诊为Cps肺炎后，以多西环素、莫西沙星单药或两药联合治疗后症状、影像学表现均出现好转。临床上对于可疑病例应该尽早积极行mNGS检测明确病原学诊断，以缩短患者的病程，改善预后。

段建民等[62]于2021年回顾性分析自2020年3月至2020年12月

经天津市第一中心医院收治的5例Cps肺炎感染者。其中2例为男性患者，3例为女性患者，年龄在58—82岁，发病时间3—11天。4例患者均有家禽或鸟类接触史，2例有鸽子接触史，1例为家里养鸟，1例有家禽接触史。5例患者均为急性起病，均出现发热，最高体温38—40℃，其中3例伴有干咳少痰。血常规示白细胞计数4例正常、1例升高，中性粒细胞计数3例正常、2例增高，淋巴细胞计数均降低，C反应蛋白均升高，4例患者均出现低钠血症和肝转氨酶水平升高，5例患者降钙素原均正常。5例患者胸部CT均表现为单侧肺叶的磨玻璃影和实变影，4例病变累及1个肺叶，1例伴支气管壁增厚，5例均未见胸腔积液、空洞和树芽影。所有患者均接受纤支镜检查，2例存在黏膜轻度充血，3例可见气道内少量分泌物。5例患者经纤支镜留取肺泡灌洗液标本，送检mNGS测序，发现均检出鹦鹉热衣原体序列（7—447条）。2例经多西环素口服治疗好转，1例轻症经莫西沙星治疗好转，另外2例经替加环素治疗后预后良好。

刘芳等[63]收集2020年12月报道的9例聚集性Cps肺炎资料进行归纳总结，9例患者中有4例男性及5例女性，中位年龄为57岁（26—69岁）。从发病到就诊入院的时间为0—14天。9例患者发病时间集中，均有鸽子养殖区活动或居住史行为。9例患者均有不同程度的发热，77.8%的患者有明显的高热，22.2%为中热，77.8%的患者有咳嗽、咳痰。血常规示白细胞计数基本正常，中性粒细胞比例均升高；8例患者C反应蛋白水平升高，6例D-二聚体升高；5例患者行降钙素原检测，3例轻度升高；7例患者行肝功能检测，2例出现肝转氨酶轻度升高。胸部CT表现为单肺叶片状高密度实变影，内见支气管充气征象，下肺为著，少数为双肺改变。2例行mNGS测序技术，检测出鹦鹉热衣原体核酸序列；7例行鹦鹉热衣原体血清抗体检测，均为阳性；6例进行呼吸道病原学检测，合并肺炎克雷伯菌感染。8例使用喹诺酮类抗生素，或单用或联合其他药物；2例联合使用四环素类，其中8例患者治疗后效果显著，治愈出院。

陆晓旻等[64]收集了11 514例被诊断为社区获得性肺炎的患者，分别统计了两个时间阶段的数据，通过mNGS测序共检出阳性患者132例，阳性率为1.1%。其中数据集Ⅰ（2325例；2019年11月至2021年1月），阳性病例57例（2.5%），男性36例（63.2%），女性21例（36.8%），年龄为62.2±12岁；而数据集Ⅱ（9189例；2019年4月至2020年12月），阳性病例75例（0.8%），男性48例（64%），女性27例（36%）。在132例Cps肺炎阳性患者，春夏季阳性病例为44例（33.3%），秋冬季阳性病例88例（66.7%）。以秦岭淮河为分界线，分为北方患者群（1756例）和南方患者群（9758例）。北方患者群感染鹦鹉热衣原体阳性检出率为0.5%（9/1756），南方患者群感染鹦鹉热衣原体阳性检出率为1.3%（123/9758）。179个中数据集Ⅰ的阳性标本：46个肺泡灌洗液标本，阳性标本46个（阳性率100%）；6个痰液标本，阳性标本6个（阳性率100%）；16个外周血标本，阳性标本13个（阳性率81.3%）。数据集Ⅱ的阳性标本：62个肺泡灌洗液标本，阳性标本60个（阳性率96.8%）；8个痰液标本，阳性标本7个（阳性率87.5%）；34个外周血标本，阳性标本23个（阳性率67.6%）。因此，用于Cps肺炎诊断的标本，首选纤支镜留取肺泡灌洗液标本，阳性率高，数据集Ⅰ和数据集Ⅱ分别为100%和96.8%；而血液标本的阳性率明显降低，分别为81.3%和67.6%。但是对于留取肺泡灌洗液存在困难的患者，可以用外周血标本检查替代。

董素素等[65]回顾性分析了自2019年10月至2020年4月在常德市第一人民医院通过mNGS确诊了8例重症Cps肺炎。8例患者中有2例男性，6例女性，年龄范围为39—69岁；所有患者均有与禽类或家禽接触史，2名患者在家禽市场从事宰杀家禽的工作，另外6名患者到家禽市场购买活禽并在家宰杀。8例患者均出现发热（均为高热）、咳嗽、乏力、气促不适。入院查体：肺部可闻及湿性啰音，其余无特殊。肺部CT显示实变影和磨玻璃样影，多见于肺上叶，5例患者出现胸腔积液。7例血常规白细胞计数正常，8例中性粒细胞百分比、C反应蛋白、谷草转氨酶均升高，7例降钙素原升高，6例丙氨酸氨基转移酶升高。8例患者均通过纤支镜留取肺泡灌洗液送检mNGS，均检测到Cps序列。经过以莫西沙星为基础的抗感染治疗后临床症状均缓解、肺部病灶均吸收。

徐欢等[66]收集2019年12月至2020年12月浙江省海宁市人民医院确诊的11例Cps肺炎患者的临床资料进行回顾性分析，11例患者中男性9例，女性2例，年龄范围为44—74岁，住院时间为10—30（16±5.86）天，有明确禽类接触史6例；所有患者均出现发热，10例出现咳嗽，3例出现咳痰。所有患者的血常规白细胞总数正常，11例中性粒细胞比例、C反应蛋白升高，10例降钙素原升高，9例出现肝丙氨酸氨基转移酶和天冬氨酸氨基转移酶升高，9例出现D-二聚体升高，胸部影像表现：肺实变伴支气管充气征10例，可合并磨玻璃影、叶间裂牵拉、小叶间隔增厚，单侧肺累及8例，双侧肺累及3例；胸腔积液9例。所有患者经纤支镜留取肺泡灌洗液标本，送检mNGS测序，结果显示所有患者均检测出Cps序列。经过四环素类、大环内酯类或者喹诺酮类药物治疗，所有患者均好转出院。

沈凌等[67]回顾性分析中国大陆地区11家医院2019年1月1日至2021年1月20日采用mNGS诊断的48例Cps肺炎进行归纳总结，48例患者中男性29例，女性19例，年龄57.1±10.3岁，30例有明确禽类接触史；从发病到入院的时间为 6.5 ± 3.2 天，住院时间为 12.4 ± 4.8 天。所有患者均有发热（100%，48/48）、相对缓脉（71%，34/48）、咳嗽（54.2%，26/48）、咯痰（27.1%，13/48）、乏力（16.7%，8/48）。血常规示白细胞总数 $(8.0 \pm 3.8) \times 10^9/L$，44例患者中性粒细胞比例增高；C反应蛋白 155.3 ± 74.1 mg/L，59.5%患者PCT>0.5 μg/L。胸部CT表现中单侧34例（70.8%）、单叶27例（56.3%），最常见的影像改变是实变，其中大叶性实变影38例（79.2%）。经过氟喹诺酮类药物、多西环素或联合用药，47例患者经过积极治疗后症状改善明显。

刘辉等[68]回顾性分析了2019年11月至2021年1月于安徽医科大学第二附属医院呼吸与危重症医学科确诊的23例Cps肺炎患者的临床资料，23例患者中12例男性，11例女性，平均年龄为 61.04 ± 12.72 岁，所有患者均有禽类或鸟类接触史，其中17例（73.9%）患者养殖家禽，主要为鸡、鸭养殖，1例（4.3%）患者家中养鹦鹉，5例（21.7%）患者从事家禽宰杀工作。血常规结果显示，白细胞计数基本正常，淋巴细胞计数及其比例均显著下降，合并多种病原体感染患者，白细胞及中性粒细胞计数可见升高；丙氨酸氨基转移酶及谷草转氨酶升高较常见，大部分患者C反应蛋白、PCT、IL-6明显升高。23例患者均行胸部CT检查，87%（20/23）的患者肺部病灶呈大叶性肺炎表现，病变在叶间裂处分界明显，不跨叶，病灶周围界限清晰，晕征不明显；所有患者支气管充气征均为阳性，且无空洞。病灶分布无特异性，各肺叶均可受累，单肺叶受累患者占52.2%（12/23），双侧肺受累患者占21.7%（5/23）。23例患者均通过血标本或肺泡灌洗液标本mNGS确诊为Cps感染，Cps序列数从1到118 072不等。所有患者均使用莫西沙星联合米诺环素方案治疗，症状好转后均出院。

方昌全等[69]收集2020年1月至2021年7月广东省惠州市中心人

民医院收治经mNGS确诊的16例Cps肺炎患者进行回顾性分析，其中13例患者有明确的鸟类或家禽接触史。所有的患者均有高热、畏寒、咳嗽、乏力及纳差。10例血常规白细胞计数正常，13例淋巴细胞计数减少，16例超敏C反应蛋白、D-二聚体水平、天冬氨酸转氨酶升高，12例丙氨酸转氨酶升高。胸部CT示以渗出性病变与肺大片实变为特征，部分重症患者可出现双肺大面积实变。

林潇等[70]回顾性分析了自2019年11月至2021年2月住院经mNGS测序的重症Cps肺炎患者9例，其中5例为男性，4例为女性，年龄中位数为67岁。9例患者中，有4例发病前接触过鸟类或禽类。所有患者均伴有高热、咳嗽，体温高峰39—40℃；6例患者出现乏力。外周血白细胞计数轻度升高5例，所有患者中性粒细胞比例、降钙素原、D-二聚体有不同程度升高，肝功能指标（丙氨酸氨基转移酶和天冬氨酸氨基转移酶）均有不同程度升高。胸部CT表现为单侧或双侧肺叶斑片状实变影，边界模糊，部分可见支气管充气征，部分呈磨玻璃样阴影，可伴有单侧或双侧少量胸腔积液。所有患者均进行mNGS检测，采集肺泡灌洗液8例、痰液1例、外周血1例，送检病原微生物二代测序，均检出鹦鹉热衣原体核酸序列。经以多西环素为基础的治疗后均出现好转，4例患者接受气管插管机械通气，5例接受经鼻高流量加温加湿给氧。

林娟等[71]回顾性分析了福建省厦门大学附属第一医院2018年11月至2021年2月连续收治的13例Cps肺炎患者的临床资料。结果显示13例患者均有发热，合并呼吸困难11例、咳嗽9例、乏力8例。所有患者的C反应蛋白、降钙素原均升高，其中C反应蛋白≥100 mg/L者11例，PCT≥0.5 ng/mL者9例；12例出现肝转氨酶升高。胸部CT多表现为多发的片状渗出影、局灶实变，可见空气支气管征，8例病变主要发生于下肺。所有患者均行mNGS检测，均检出鹦鹉热衣原体核酸序列。所有患者以多西环素为基础的药物治疗后病灶可完全吸收，预后均良好。

刘斌等[72]对湖南省株洲市中心医院9例Cps肺炎的临床病例进行回顾性分析以探讨Cps肺炎的临床特点，其中男性为7例，女性占比2例，包含1例妊娠36^{+}2周孕妇；年龄范围为25—70岁，中位年龄63岁；9例患者都出现高热和咳嗽，7例出现咳痰；白细胞计数正常8例，淋巴细胞计数降低9例，C反应蛋白、血红细胞沉降率升高9例，降钙素原正常4例，门冬氨酸氨基转移酶和丙氨酸氨基转移酶升高6例。所有患者的胸部CT表现为斑片或斑片实变影，可累及单侧肺炎或双侧肺炎；3例行外周血NGS检测出鹦鹉热衣原体序列，7例行纤支镜留取肺泡灌洗液标本，检测出鹦鹉热衣原体序列；使用多西环素、莫西沙星、左氧氟沙星、阿奇霉素单药治疗方案，疗程14—21天均好转出院。

金文芳等[73]报道了2019年9月至2021年8月经mNGS确诊的Cps肺炎患者的临床资料，并对其进行了探讨，结果显示8例患者中男性为7例，女性为1例，年龄范围为45—83岁，平均年龄为57岁。所有患者均以高热起病，5例出现低氧血症，其中2例发展为呼吸衰竭；有6例与家禽有明显接触史，2例患者有鸽子接触史，4例饲养家禽。8例患者均出现C反应蛋白、乳酸脱氢酶升高，凝血功能异常；5例患者淋巴细胞计数下降；6例患者表现丙氨酸氨基转移酶、门冬氨酸氨基转移酶升高，血钠下降。胸部影像主要表现为单侧肺病变多见，主要发生在右肺（5例），双肺发生者较少（1例），5例患者表现为肺实变伴支气管充气征，出现肺实变、磨玻璃影、空洞形成各1例。7例患者支气管镜下主要表现为支气管黏膜充血水肿。所有患者留取支气管肺泡灌洗液，使用mNGS检测出Cps序列。治疗上给予多西环素、莫西沙星、阿奇霉素治疗，症状和影像学检查改善，均好转出院。

参考文献

[1] Ritter J. Über Pneumotyphus, eine Hausepidemie in Uster[J]. Dtsch Arch klin Med, 1879, 25: 53.

[2] Morange, A., 1895. De la psittacose, ou infection speciale determint?e par des perruches[J]. PhD thesis, Academic de Paris, Paris, 1895.

[3] Hegler C. Psittakose (Klinische Erfahrungen beim Menschen)[J]. Dt Tierarztl Wschr, 1930, 38: 677-681.

[4] Meyer KF, Eddie B. Avian psittacosis[J]. J Bacteriol, 1935, 29: 67.

[5] Meyer, K.F. and Eddie, B., 1932. Latent psittacosis infections in shell parakeets[J]. Proc., Sot. Exp. Biol. Med, 1932, 83: 99-101.

[6] Jordan Jr. WS, Prouty RL. A family epidemic of psittacosis with occurrence of a fatal case[J]. AMA Arch Intern Med, 1956, 98 (3): 365-371.

[7] Krech T, Wegmann T, Martin H, et al.. Die Atiologie atypischer Pneumonien. Eine serologische Studie an 1494 Patienten[Etiology of atypical pneumonias. A serological study on 1494 patients][J]. Schweiz Med Wochenschr, 1986, 116 (1): 2-7. German.

[8] Jokinen C, Heiskanen L, Juvonen H, et al. Microbial etiology of communityacquired pneumonia in the adult population of 4 municipalities in eastern Finland[J]. Clinical Infectious Diseases, 2001, 32: 1141-1154.

[9] Claesson BA, Trollfors B, Brolin I, et al. Etiology of community-acquired pneumonia in children based on antibody responses to bacterial and viral antigens[J]. Pediatr Infect Dis J, 1989, 8 (12): 856-862.

[10] Community-acquired pneumonia in adults in British hospitals in 1982—1983: a survey of aetiology, mortality, prognostic factors and outcome[J]. The

British Thoracic Society and the Public Health Laboratory Service. Q J Med,
1987, 62 (239): 195-220.

[11] Burman LA, Trollfors B, Andersson B, et al. D iagnos is of pneumonia by
cultures, bacterial and viral antigen detection tests, and serology with special
reference to antibodies against pneumococcal antigens [J]. J Infect Dis, 1991,
163 (5): 1087-1093.

[12] Mohamed ARE, Price Evans DA. The spectrum of pneumonia in 1983 at the
Riyadh Armed Forces Hospital [J]. Journal of Infection, 1987, 14: 31-37.

[13] Ausina V, Coll P, Sambeat M, et al. Prospective study on the etiology of
community-acquired pneumonia in children and adults in Spain [J]. Eur J Clin
Microbiol Infect Dis, 1988, 7 (3): 342-347.

[14] Blanquer J, Blanquer R, Borrás R, et al. Aetiology of community acquired
pneumonia in Valencia, Spain: a multicentre prospective study [J]. Thorax,
1991, 46 (7): 508-511.

[15] Mensa J, Trilla A, Tarrero I, et al. Tratamiento de la neumonía atípica con
josamicina [Treatment of atypical pneumonia with josamycin] [J]. Med Clin
(Barc), 1989, 92 (8): 285-7. Spanish.

[16] Ekman MR, Leinonen M, Syrjälä H, et al. Evaluation of serological methods
in the diagnosis of Chlamydia pneumoniae pneumonia during an epidemic in
Finland [J]. Eur J Clin Microbiol Infect Dis, 1993, 12 (10): 756-760.

[17] Ortqvist A, Hedlund J, Grillner L, et al. outcome and prognostic factors in
community-acquired pneumonia requiring hospitalization [J]. Eur Respir J,
1990, 3 (10): 1105-1113.

[18] Lim WS, Macfarlane JT, Boswell TC, et al. Study of community acquired
pneumonia aetiology (SCAPA) in adults admitted to hospital: implications for
management guidelines [J]. Thorax, 2001, 56 (4): 296-301.

[19] Moine P, Vercken JB, Chevret S, et al. Severe community-acquired
pneumonia. Etiology, epidemiology, and prognosis factors. French Study

Group for Community-Acquired Pneumonia in the Intensive Care Unit[J]. Chest, 1994, 105(5): 1487-1495.

[20] Almirall J, Boixeda R, Bolíbar I, et al.GEMPAC Study Group. Differences in the etiology of community-acquired pneumonia according to site of care: a population-based study[J]. Respir Med, 2007, 101(10): 2168-2175.

[21] Ragnar Norrby S. Atypical pneumonia in the Nordic countries: aetiology and clinical results of a trial comparing fleroxacin and doxycycline. Nordic Atypical Pneumonia Study Group[J]. J Antimicrob Chemother, 1997, 39(4): 499-508.

[22] Michetti G, Pugliese C, Bamberga M, et al. Community-acquired pneumonia: is there difference in etiology between hospitalized and out-patients?[J]Minerva Med, 1995, 86(9): 341-351.

[23] Marrie TJ, Peeling RW, Fine MJ, et al. Ambulatory patients with community-acquired pneumonia: the frequency of atypical agents and clinical course[J]. Am J Med, 1996, 101(5): 508-515.

[24] Pareja A, Bernal C, Leyva A, et al. Etiologic study of patients with community-acquired pneumonia[J]. Chest, 1992, 101(5): 1207-1210.

[25] Sillis M, White P, Caul EO, et al. The differentiation of Chlamydia species by antigen detection in sputum specimens from patients with community-acquired acute respiratory infections[J]. J Infect, 1992, 25 Suppl 1: 77-86.

[26] Gendrel D, Raymond J, Moulin F, et al. Etiology and response to antibiotic therapy of community-acquired pneumonia in French children[J]. Eur J Clin Microbiol Infect Dis, 1997, 16(5): 388-391.

[27] Ishida T, Hashimoto T, Arita M, et al. Etiology of community-acquired pneumonia in hospitalized patients: a 3-year prospective study in Japan[J]. Chest, 1998, 114(6): 1588-1593.

[28] Manresa F, Gudiol F. Etiology, reasons for hospitalization, risk classes, and outcomes of community-acquired pneumonia in patients hospitalized on the

basis of conventional admission criteria[J]. Clin Infect Dis, 2001, 33(2):
158-165.

[29] Fernández-Sabé N, Carratalà J, Rosón B, et al. Community-acquired
pneumonia in very elderly patients: causative organisms, clinical
characteristics, and outcomes[J]. Medicine(Baltimore), 2003, 82(3):
159-169.

[30] Garcia-Vidal C, Carratalà J, Fernández-Sabé N, et al. Aetiology of, and
risk factors for, recurrent community-acquired pneumonia[J]. Clin Microbiol
Infect, 2009, 15(11): 1033-1038.

[31] Socan M, Marinic-Fiser N, Kraigher A, et al. Microbial aetiology of
community-acquired pneumonia in hospitalised patients[J]. Eur J Clin
Microbiol Infect Dis, 1999, 18(11): 777-82.

[32] Tong CY, Donnelly C, Harvey G, et al. Multiplex polymerase chain reaction
for the simultaneous detection of Mycoplasma pneumoniae, Chlamydia
pneumoniae, and Chlamydia psittaci in respiratory samples[J]. J Clin Pathol,
1999, 52(4): 257-263.

[33] Javier Alvarez Gutiérrez F, del Castillo Otero D, García Fernández A, et al.
Estudio prospectivo de 221 neumonías adquiridas en la comunidad seguidas de
forma ambulatoria. Etiología y evolución clinicorradiológica[Prospective study
of 221 community acquired pneumonias followed up in an outpatient clinic.
Etiology and clinical- radiological progression][J]. Med Clin(Barc), 2001,
116(5): 161-166. Spanish.

[34] Luna CM, Famiglietti A, Absi R, et al. Community-acquired pneumonia:
etiology, epidemiology, and outcome at a teaching hospital in Argentina[J].
Chest, 2000, 118(5): 1344-1354.

[35] Falguera M, Sacristán O, Nogués A, et al. Nonsevere community-acquired
pneumonia: correlation between cause and severity or comorbidity[J]. Arch
Intern Med, 2001, 161(15): 1866-1872.

[36] Saito A, Kohno S, Matsushima T, et al.Study Group. Prospective multicenter study of the causative organisms of community-acquired pneumonia in adults in Japan[J]. J Infect Chemother, 2006, 12(2): 63-69.

[37] Kuzman I, Daković-Rode O, Oremus M, et al. Clinical efficacy and safety of a short regimen of azithromycin sequential therapy vs standard cefuroxime sequential therapy in the treatment of community-acquired pneumonia: an international, randomized, open- label study[J]. J Chemother, 2005, 17 (6): 636-642.

[38] Briones ML, Blanquer J, Ferrando D, et al. Assessment of analysis of urinary pneumococcal antigen by immunochromatography for etiologic diagnosis of community-acquired pneumonia in adults[J]. Clin Vaccine Immunol, 2006, 13(10): 1092-1097.

[39] Ishida T, Hashimoto T, Arita M, et al. A 3-year prospective study of a urinary antigen-detection test for Streptococcus pneumoniae in community-acquired pneumonia: utility and clinical impact on the reported etiology[J]. J Infect Chemother, 2004, 10(6): 359-363.

[40] Ewig S, Torres A, Angeles Marcos M, et al. Factors associated with unknown aetiology in patients with community-acquired pneumonia[J]. Eur Respir J, 2002, 20(5): 1254-1262.

[41] Ishiguro T, Takayanagi N, Yamaguchi S, et al.Etiology and factors contributing to the severity and mortality of community-acquired pneumonia[J]. Intern Med, 2013, 52(3): 317-324.

[42] Charles PG, Whitby M, Fuller AJ, et al. Australian CAP Study Collaboration. The etiology of community-acquired pneumonia in Australia: why penicillin plus doxycycline or a macrolide is the most appropriate therapy [J]. Clin Infect Dis, 2008, 46(10): 1513-1521.

[43] Walden AP, Clarke GM, McKechnie S, et al.ESICM/ECCRN GenOSept Investigators. Patients with community acquired pneumonia admitted to

European intensive care units: an epidemiological survey of the GenOSept cohort[J]. Crit Care, 2014, 18(2): R 58.

[44] Miyashita N, Kawai Y, Akaike H, et al. Clinical features and the role of atypical pathogens in nursing and healthcare-associated pneumonia(NHCAP): differences between a teaching university hospital and a community hospital[J]. Intern Med, 2012, 51(6): 585-594.

[45] Bütün Y, Köse S, Babayiğit A, et al.Chlamydia and Mycoplasma serology in respiratory tract infections of children[J]. Tuberk Toraks, 2006, 54(3): 254-258.

[46] Capelastegui A, España PP, Bilbao A, et al.Poblational Study of Pneumonia (PSoP) Group. Etiology of community-acquired pneumonia in a population-based study: link between etiology and patients characteristics, process-of-care, clinical evolution and outcomes[J]. BMC Infect Dis, 2012, 12: 134.

[47] Spoorenberg SM, Bos WJ, van Hannen EJ, et al. Ovidius study group. Chlamydia psittaci: a relevant cause of community-acquired pneumonia in two Dutch hospitals[J]. Neth J Med, 2016, 74(2): 75-81.

[48] van Gageldonk-Lafeber AB, Wever PC, van der Lubben IM, et al. The aetiology of community-acquired pneumonia and implications for patient management[J]. Neth J Med, 2013, 71(8): 418-425.

[49] Huijskens EG, van Erkel AJ, Palmen FM, et al. Viral and bacterial aetiology of community-acquired pneumonia in adults[J]. Influenza Other Respir Viruses, 2013, 7(4): 567-573.

[50] Dumke R, Schnee C, Pletz MW, et al. Mycoplasma pneumoniae and Chlamydia spp[J]. infection in community-acquired pneumonia, Germany, 2011-2012. Emerg Infect Dis, 2015, 21(3): 426-434.

[51] 李李丽, 倪安平, 于维琴. 鹦鹉热衣原体肺炎一例[J]. 中华结核和呼吸杂志, 1999, 22(11): 1.

[52] 慕利平, 谢志年. 鹦鹉热肺炎1例[J]. 临床军医杂志, 2003, 31(4): 7.

［53］张文源，杨保华.鹦鹉热肺炎 2 例报道［J］.临床肺科杂志，2009，014
（007）：978.

［54］张旋，田雪丽，范骏，等.鹦鹉热衣原体肺炎 1 例及文献复习［J］.中外健
康文摘，2012，9（22）：61-63.

［55］刘领，吴文杰，耿艳杰，等.鹦鹉热衣原体肺炎 1 例报告并文献复习［J］.
临床肺科杂志，2015，20（08）：1543-1544.

［56］史兰萍，李阳.鹦鹉热衣原体重症肺炎 1 例［J］.中国感染与化疗杂志，
2019，19（3）：309-311.

［57］朱榕生，罗汝斌，王选锭.鹦鹉热衣原体致重症社区获得性肺炎 1 例.中华
结核和呼吸杂志，2019，42（7）：548-551.

［58］邱崇荣，刘向红，肖小六.基因二代测序检测鹦鹉热衣原体肺炎 1 例［J］.
赣南医学院学报，2019，39（9）：3.

［59］骆煜，金文婷，马玉燕，等.5 例鹦鹉热衣原体肺炎的诊断及临床特点［J］.
中华医院感染学杂志，2020，30（22）：5.

［60］贺晓艳，谭钰珍，刘革新，等.通过 mNGS 诊断鹦鹉热衣原体肺炎 6 例救
治体会［J］.临床急诊杂志，2021，22（5）：4.

［61］文文，谷雷，赵立维，等.鹦鹉热衣原体肺炎八例临床特征分析及其诊治
［J］.中华结核和呼吸杂志，2021，44（06）：531-536.

［62］段建民，蒋萍，刘莉，等.鹦鹉热衣原体肺炎的诊断及治疗（附 5 例报告）
［J］.山东医药，2021，61（21）：81-83.

［63］刘芳，苑少欣，李显庭，等.9 例聚集性鹦鹉热肺炎临床和流行病学特征
［J］.中华医院感染学杂志，2021，31（16）：2462-2466.

［64］陆晓旻，朱际平，陈扬，等.基于宏基因组二代测序诊断的鹦鹉热衣原体
肺炎的流行病学特征分析［J］.中国临床研究，2022.，35（01）：1-5.

［65］董素素，王天立，裴文军，等.重症鹦鹉热衣原体肺炎 8 例报道并文献复
习［J］.临床肺科杂志，2021，26（10）：1572-1575.

［66］徐欢，朱晓维，朱星星.鹦鹉热肺炎 11 例临床特征分析［J］.浙江医学，
2021，43（12）：1332-1334.

［67］沈凌，田贤江，梁荣章，等.鹦鹉热衣原体肺炎48例临床特征分析第三章病原学［J］.中华结核和呼吸杂志，2021，44（10）：886-891.

［68］刘辉，叶静，杨进，等.23例鹦鹉热肺炎临床特征分析［J］.临床 肺科杂志，2022，27（3）：346-350.

［69］方昌全，徐丽敏，卢健聪，等.鹦鹉热衣 原体肺炎16例临床特征分析［J］.中华危重病急救医学，2021，33（11）：1366-1369.

［70］林潇，周梦，姚秀娟，等.9例重症鹦鹉热衣原体 肺炎的临床特点及诊治分析［J］.福建医科大学学报，2021，55（06）：531-534.

［71］林娟，史永红，瞿跃进，等.鹦鹉热衣 原体肺炎13例临床分析［J］.中华全科医师杂志，2022，21（02）：135-140.

［72］刘斌，谢波，黄彭，等.鹦鹉 热衣原体肺炎患者临床特点分析［J］.中国感染控制杂志，2022，21（02）：159-164.

［73］金文芳，姚羽，吕艳玲，等.8例鹦鹉热衣原体肺炎 患者的临床特征分析及其诊治［J］.中国感染控制杂志，2022，21（02）：165-170.

第三章

病原学

Cps是革兰阴性、专性细胞内细菌，属于衣原体目。1986年，在肺炎衣原体被确认为与Cps不同的物种之前，衣原体属有沙眼衣原体和Cps。10年前，根据16 S和23 S核糖体的遗传特征，衣原体被重新分类。根据这个系统，以前被命名为Cps的病原体在遗传和表型上分为四个新的衣原体属：流产衣原体、鹦鹉热衣原体、猫科衣原体、豚鼠衣原体，它们主要感染哺乳动物、鸟类、猫和豚鼠。

Cps根据外膜蛋白的不同分为八个血清：血清A至F、WC和M 56。随着分子诊断技术的不断进步，预计未来会有更多的分型。（表1）

Cps以两种状态存在。一种是细胞外、有高度传染性和代谢不活跃的基本体（直径350 nm），可与呼吸道上皮细胞结合，藏入封闭的包涵体内并逃避宿主免疫防御，从而进入体内。进入体内后形成另一种较大的代谢活跃的网状体（直径850 nm）。网状体可利用寄生于宿主细胞的ATP通过二元分裂进行复制，网状体重组成基本体并从细胞中释放出来，整个发育周期超过48小时。

表1 鹦鹉热衣原体血清型和基因型

血清型	基因型	宿主	人类感染记录
A	A	鹦鹉	是
B	B	鸽子	是
C	C	鸭子、鹅、天鹅	是
D	D	火鸡、野鸡、鸡	是
E	E	鸵鸟、鸽子、鸭子	是
F	F	鹦鹉、火鸡	是
WC	G	牛	是
M 56	H	龋齿类动物	是
	E/B 4	鸭子	是

第四章

病因及发病机制

目前关于鹦鹉热肺炎的病因及发病机制研究甚少，尚不完全清楚。结合衣原体属其他种的发病机制，我们推测鹦鹉热肺炎是一种多种因素的疾病，包括感染因素、免疫炎症机制、免疫逃逸机制及抗凋亡机制等。

一、感染因素

鹦鹉热肺炎患者大部分都有明显的禽类或鸟类接触史，患者行血常规中性粒细胞比例可升高，部分患者PCT升高、C反应蛋白升高，纤支镜检查存在支气管黏膜病变或者气道内有少许分泌物，胸部CT示单侧肺叶或双侧肺叶的磨玻璃影或实变影，因此，有观点提出鹦鹉热肺炎与感染因素有关。

衣原体是一种无细胞壁和专性胞内寄生菌的原核细胞型微生物，能引起人与动物的多种疾病。常见的引起人类疾病的临床类型主要为沙眼衣原体、肺炎衣原体、Cps[1]。不同种衣原体的组织亲嗜性有差异，感染部位和所致疾病也有所不同，但其致病物质有一定的相似性。衣原体的感染通常表现为持续性感染、无症状感染或反复感染，可进一步导致衣原体相关疾病的流行及传播增强。衣原体具有独特的两相发育周期，产生具有感染性的小而致密的原体（elementary body，

EB）和非感染性的大而疏松的始体（reticulate body，RB）。感染性EB侵入宿主细胞发育为RB，RB在宿主细胞内经二分裂繁殖的子代发育为EB，EB从宿主细胞中释放出来后再感染新的宿主细胞[2]。衣原体脂多糖（lipopolysaccharide，LPS）属于衣原体属的特异性抗原，对衣原体在宿主细胞中发挥感染至关重要。研究证明，衣原体的LPS受到抑制后，RB仍然可行成包涵体，但其不表达周期中的晚期蛋白从而不能转化为EB，因此在LPS缺失的情况下，衣原体可以存活但不具有感染性[3]。

鹦鹉热肺炎是由Cps导致的一种传染性疾病，而人类感染的病例主要是通过呼吸道吸入感染的禽类或鸟类产生的尿、粪和其他排泄物污染的气溶胶[4]，Cps首先会进入人类的肝脏和脾脏的网状上皮细胞进行增殖，再通过血流重新进入肺脏和其他靶器官，因此，鹦鹉热常是以呼吸道感染为主的全身性感染疾病。少部分鹦鹉热肺炎患者并没有明确的接触史，但可能有禽类排泄物及羽毛制品接触史，因此需要尽可能地询问相关的病史以明确是否为Cps感染。

尽管上述证据表明鹦鹉热肺炎的发病与呼吸道吸入含衣原体的分泌颗粒有关，但Cps如何在机体内致病从而导致呼吸道感染的一系列症状，目前尚不明确。

二、免疫炎症机制

鹦鹉热肺炎患者行补体结合实验、微免疫荧光实验、酶联免疫吸附实验效价增高，IgM增高，与正常人有显著性差异，因此鹦鹉热肺炎可能与免疫功能异常相关。

衣原体主要通过获取宿主细胞的营养物质和能量维持自身的生长

繁殖，在此过程中能通过直接或间接的作用造成机体病理损伤，同时衣原体还能够有效免疫逃逸，以逃避宿主免疫系统的识别和清除。EB吸附于易感细胞表面是衣原体感染机体首要而关键的一步，有多种衣原体表面结构参与该过程。衣原体有以下几种致病物质（毒力因子）靶向宿主细胞导致相应的靶器官受损。

1. 衣原体黏附和穿入

线粒体外膜透化（MOMP）是衣原体外膜蛋白中含量最高的蛋白，其与衣原体黏附于宿主细胞有关。MOMP由可变区（VD）和保守区（CD）组成，用胰蛋白酶水解VD或者热处理使VD构象改变，均可抑制衣原体的感染，提示VD在衣原体吸附于宿主细胞过程中起作用，进一步研究确认主要是VD Ⅱ区和VD Ⅳ区在衣原体黏附中发挥功能[5]。OmcB也是衣原体的一种外膜蛋白，其与宿主细胞的黏附是通过结合细胞上的硫酸乙酰苷素样蛋白聚糖。Fechtner等[6]发现肺炎衣原体的一种晚期表达蛋白Cpn 0473不仅能促进EB黏附于宿主细胞，还能促进EB的内化作用，这种促进EB内化的作用可能与宿主细胞脂质双分子层中富含胆固醇的脂筏结构域有关，但其具体分子机制仍尚不清楚。细胞表面的蛋白质二硫键异构酶（protein disulfide isomerase，PDI）在衣原体黏附和进入宿主细胞时发挥重要作用，它可以通过氧化还原外膜蛋白二硫键使HSP 70具有黏附素的功能[7]。衣原体Ⅲ型分泌系统效应子（T3 SS）能够参与调控宿主细胞的多种生理和生化功能，从而有利于衣原体在宿主细胞内的生存与复制[8]。T3 SS中转位蛋白通过与相应受体结合，诱导T3 SS转运蛋白聚集在宿主细胞膜，并与复合体相互作用促进衣原体黏附到宿主细胞膜。Tarp蛋白属于T3 SS的效应蛋白。Tarp蛋白不仅与EB黏附到宿主细胞有关联，还可以介导EB入胞内产生效应。进入宿主细胞质中的Tarp蛋白能被胞质中的激酶磷酸化[9]，而磷酸化的Tarp通过激活MAPK等相关信号通路，更有利于病原体黏附并诱导EB入宿主细胞内。PDI已被证实Cps是进入和黏附宿主细胞必不可少的成分之一[10]。PDI在内质网中高度富集，但同时也在细胞表面中存在，在细胞表面上主要发挥催化二硫键的还原、氧化及异构化的作用。

2.调控细胞内炎症信号通路

机体受到衣原体的感染后可引起轻重不一的炎性/免疫性反应，如果感染持续存在，最终可导致严重的并发症。在衣原体感染早期，可导致非特异性免疫细胞浸润并释放多种前炎症因子，这些炎症因子通过多重效应参与炎症过程，进一步引起中性粒细胞、单核细胞等局部浸润，加重局部组织损伤。而在感染后的免疫清除中，Th1型细胞介导的免疫应答发挥重要的作用，Th1细胞免疫应答强度适合时，能够清除衣原体的感染，使机体发挥免疫保护作用；机体产生的Th1细胞免疫应答不足或过强时，都会导致机体的病理性损伤。单次的感染并不直接引起组织器官的严重病理损伤，但慢性持续性的衣原体感染可刺激机体产生细胞免疫和体液免疫应答，并通过分子模拟机制引起机体自身免疫的炎症损伤。此外，被感染的宿主细胞可产生细胞因子、蛋白酶及黏附分子，造成持续的炎症反应。目前认为，衣原体感染引起的炎症反应是多种疾病发病的主要原因，但其具体机制仍有待进一步探索。

目前，介导衣原体感染的炎症信号通路主要受NF-κB和MAPK信号通路的影响。有研究表明，当细胞受到衣原体感染后，衣原体尾部特异性蛋白（TSP，Ct441）可以将p65/RelA亚基特异性降解，从而阻断NF-κB信号通路，干扰靶基因的转录和免疫炎症应答[11]。在NF-κB活化过程中的核转运需要泛素介导的蛋白水解作用，从而降解

IκB-α。衣原体的ChlaDub 1是一种去泛素的效应分子，它能与IκB相结合，使其不被泛素化并降解，从而使NF-κB通路活化受阻[12]。衣原体感染宿主细胞后，不仅可以沉默NF-κB信号通路而抑制机体内的炎症反应，也可以导致体内相关信号通路的激活，促进炎症反应的产生。Leonard等[13]发现衣原体感染宿主细胞2 h后诱导NF-κB核移位和活化，且其能通过抑制宿主蛋白的合成而增强这一效果，在24 h后可观察到明显活化的NF-κB，且在此时的感染细胞上清液中检测到IL-6，由此可见衣原体的早期促炎症反应与NF-κB信号通路的活化相关。多态性膜蛋白D是一种高度保守的外膜蛋白，在Cps感染的发病过程中起着重要的作用。有研究表明Cps感染与巨噬细胞功能的下调相关，Cps中的多态性膜蛋白D通过激活Th 2免疫应答和TLR 2/MyD 88/NF-κB信号通路，降低巨噬细胞的免疫功能，导致Cps发生免疫逃逸从而感染机体[14]。另一个与衣原体感染相关的信号通路为MAPK信号通路。沙眼衣原体的PORF 5蛋白可通过过p 38/MAPK和ERK/MAPK信号通路诱导人THP-1细胞分泌TNF-α、IL-1β和IL-8，当使用Toll样受体抑制剂处理THP-1细胞后，TNF-α、IL-8和IL-1β炎症因子的表达水平降低[15]。T 3 SS在Cps感染期间发挥重要的作用。Qing等[16]探讨了T 3 SS在调节宿主细胞炎症反应中的作用及机制研究，将被Cps感染的人巨噬细胞与特异性T 3 SS抑制剂INP 0007、ERK、P 38、JNK抑制剂共同孵育，发现INP 0007抑制了Cps的生长，并降低了IL-8、TNF-α、IL-1β的表达水平，表明T 3 SS通过激活JNK或ERK信号通路产生炎症因子而引起Cps感染后的炎症反应。另外，有研究发现[17]，LIGHT基因敲除小鼠和野生型小鼠经Cps呼吸道感染后，LIGHT基因敲除小鼠的体重和存活率显著降低，带菌量明显增加，感染的时间延长。此外，IFN-γ、TNF-α、IL-17和IL-12的

mRNA表达水平在LIGHT基因敲除小鼠中显著低于野生型小鼠，而且LIGHT基因敲除小鼠的CD4⁺CD25⁺FoxP3⁺Treg细胞百分比明显升高，因此，LIGHT信号转导途径可以参与衣原体刺激宿主细胞产生炎症细胞因子及影响炎症细胞的分化。

3. 衣原体免疫逃逸

固有免疫是由固有免疫屏障、固有免疫分子和最为关键的固有免疫细胞构成，同时也是机体抵抗病原体入侵的第一道主要防线。免疫应答的诱导与调节由多种细胞共同参与，主要包括发挥吞噬和杀伤效应的中性粒细胞、维持自身免疫耐受的自然杀伤细胞（natural killercall，NK）、负责免疫防御的单核吞噬细胞系统、连接固有免疫和适应性免疫的树突状细胞（dendritic cells，DC）以及参与机体所有免疫应答的T淋巴细胞[18]。因此，衣原体与这些固有免疫细胞的相互作用，以及衣原体如何能逃避这些免疫细胞的攻击，对于研究衣原体感染的发病机制至关重要。

我们可知，巨噬细胞含有丰富的溶酶体和吞噬体，导致病原菌难以在体内存活。研究发现M2型巨噬细胞在吞噬了鼠衣原体后可观察到成熟的衣原体包涵体，在感染24 h后，16 S RNA在M2型巨噬细胞中的表达水平显著增加，然而其在M1型巨噬细胞中的表达水平未发生明显变化[19]。因此，衣原体在M2型巨噬细胞中能长期生存，M1型巨噬细胞阻止衣原体的复制却无法将其完全清除，为衣原体逃避免疫应答创造了良好的机会。衣原体感染后很大可能促进M0、M1型巨噬细胞向M2型巨噬细胞极化，为自身在宿主中的生存与繁殖创造有利的条件。IL-10是一种主要的免疫抑制因子，可限制免疫介质的释放、过度的T细胞免疫应答和主要组织相容性复合体Ⅱ的表达等。有研究表明[20]，沙眼衣原体感染的M2型巨噬细胞可通过旁分泌IL-10

作用于感染的M1型巨噬细胞，在细胞内发现衣原体载量增加、包涵体体积增大的现象。这表明IL-10可以抑制M1型巨噬细胞的抗衣原体作用，从而解除了对衣原体生长繁殖的限制。此外，有研究构建了IL-10过量表达的转基因小鼠模型，与野生型小鼠相比较，转基因小鼠感染后症状更为严重，主要表现为组织中衣原体载量更高，自身抗衣原体免疫耗时明显更长，活化的巨噬细胞数量也相对减少[21]。衣原体可通过IL-10的免疫抑制作用入侵机体后，而免疫细胞等可进一步分泌IL-10，导致该效应的进一步放大。

中性粒细胞是机体中最丰富的固有免疫细胞，也是宿主防御机制的关键细胞之一。当外源性物质入侵时，中性粒细胞可通过吞噬作用、脱颗粒、分泌细胞因子以及产生活性氧（reactive oxygen species，ROS）[22]等清除病原体。中性粒细胞胞外诱捕网（neutrophil extracellular traps，NET）的形成是一种进化上保守的先天免疫应答，由中性粒细胞分泌颗粒状抗菌蛋白包裹去凝集的核DNA，形成DNA-蛋白质杀菌聚集体[23]。衣原体蛋白酶样活性因子（Chlamydial-protease-like activity factor，CPAF）是一种保守的丝氨酸蛋白酶，可借助Ⅱ型分泌系统分泌到宿主细胞质中，具有较强的蛋白水解活性和底物特异性，可抑制CXC趋化因子配体10（C-X-C motif chemokine ligand 10，CXCL10）等细胞趋化因子分泌，破坏宿主免疫应答，在免疫逃避中起着重要作用[24]。衣原体从破裂的宿主细胞中释放后，CPAF切割中性粒细胞表面甲酰肽受体2（formyl peptide receptor 2，FPR2），阻断下游信号通路的转导，其中包括对NET的产生起关键性作用的PI3K信号通路，使中性粒细胞被麻痹，无法导致NET的产生，而衣原体继续在宿主细胞内存活并开始复制，最终导致衣原体免疫逃逸成功[25]。Qiao等[26]研究发现肺炎衣原体感染后可上调中性粒细胞相关的趋化因子（包括MIP-2和IL-6）、细胞间黏附分子1（ICAM-1）以及血管黏附分子1（VCAM-1）等黏附分子的表达，使中性粒细胞向感染部位进一步渗透。

在多种癌症及慢性感染的研究中已证实，程序性细胞死亡蛋白1（PD-1）的增加表明机体内T细胞的耗竭。PD-1与其在抗原提呈细胞上的程序性细胞死亡蛋白1配体1（PD-L1）结合后，可抑制T细胞受体信号传导介导的活化，使T细胞失去相应的免疫功能。而阻断PD-1与PD-L1的相互作用可以逆转这种耗竭性T细胞（exhausted T cells，Tex），从而恢复T细胞的活性与功能[27]。有研究表明[28]沙眼衣原体急性感染期间，对子宫内不同的免疫抑制受体和配体进行检测，反转录聚合酶链反应（RT-PCR）结果发现PD-L1水平呈现高表达，而抑制PD-L1可使原发性感染期间衣原体的清除率增加，但对继发性感染无效；抗CD8$^+$T细胞耗竭抗体的给药提示清除衣原体的能力并没有差异，这表明记忆CD8$^+$T细胞的扩增能力受到了损害，这也表明衣原体的感染也存在CD8$^+$T细胞的耗竭。衣原体正是利用了PD-1对T细胞增殖和细胞因子分泌的抑制，以成功逃避宿主的免疫应答。

4. 衣原体抑制宿主细胞凋亡

衣原体的繁殖依赖于宿主细胞产生一些高能代谢产物及三磷酸腺苷（ATP），因此避免宿主细胞死亡是衣原体能够继续生存和增值的关键。衣原体能通过干扰宿主细胞信号转导获取营养支持，阻断宿主细胞内源性或外源性凋亡，在其复制阶段和感染后期造成宿主细胞代谢负担，导致一些应激相关通路的启动。鼠双微体基因2（murine double minute 2，MDM2）是蛋白激酶B（protein kinase B，PKB /Akt）通路下游的一个作用底物，衣原体感染可使其核定位序列附近的第166位和186位丝氨酸磷酸化，从而导致胞质中Akt-MDM2复合物迅速解离、MDM 2进入细胞核并与p 53结合，MDM 2-p 53相互作用轴激活后降解p 53，促使衣原体参与调节应激反应，从而实现抗凋亡作用[29]。此外，肺炎衣原体感染中性粒细胞使PI 3 K/Akt和细胞外信号调节激酶1/2（extracellular signal-regulated kinases 1/2，ERK 1/2）通路活化，维持抗凋亡蛋白骨髓细胞白血病蛋白1（myeloid cell leukemia 1，Mcl-1）的表达；随后NF-κB依赖性IL-8的释放也使Mcl-1持续表达，共同延迟中性粒细胞的凋亡[24]。

5.总结

衣原体感染宿主细胞的发病机制复杂，由多种因素共同参与作用。现有的研究已证实Cps感染的病因主要与人类通过呼吸道接触禽类或鸟类排泄物的气溶胶有关，但对于Cps的发病机制目前研究有限，只明确Cps感染与免疫炎症机制、免疫逃逸有着莫大的关联。除了上述已知的衣原体在宿主细胞发挥免疫逃逸机制，从而实现在宿主细胞内的长期存活与复制，Cps是否能通过促进M 1型巨噬细胞向M 2型转变、耗竭T细胞、麻痹中性粒细胞及NET的产生等手段阻碍免疫细胞的正常作用来保护自身的繁殖呢？那么我们猜测Cps肺炎的产生可能为Cps感染机体后，成功逃避免疫细胞的捕捉，从而在肺部聚集，破坏肺部相应细胞的正常生理作用，产生炎症信号通路的激活，进一步释放炎症因子，导致机体产生一系列以肺部病变为主的病理性损伤。此外，Cps也很大可能通过抑制宿主细胞的凋亡而维持自身的繁殖和生存。当然，目前仅限于我们的假设，后续也需要相关的文献进一步支持相对应的论点。

参考文献

［1］ 何思芹，陈超群，吴移谋.衣原体持续性感染宿主的免疫逃逸机制［J］.细胞与分子免疫学杂志，2021，37（05）：467–473.

［2］ Lee JK, Enciso GA, Boassa D, Chander CN, et al. Replication-dependent size reduction precedes differentiation in Chlamydia trachomatis［J］. Nat Commun. 2018, 9（1）: 45.

［3］ Nguyen BD, Cunningham D, Liang X, et al. Lipooligosaccharide is required for the generation of infectious elementary bodies in Chlamydia trachomatis［J］. Proc Natl Acad Sci U S A. 2011, 108（25）: 10 284–10 289.

［4］ 沈凌，田贤江，梁荣章，等.鹦鹉热衣原体肺炎48例临床特征分析［J］.中华结核和呼吸杂志，2021，44（10）：886–891.

［5］ 吴移谋，李忠玉，陈超群，等.衣原体［M］. 北京：人民卫生出版社，2012.

［6］ Fechtner T, Galle JN, Hegemann JH. The novel chlamydial adhesin CPn0473 mediates the lipid raft-dependent uptake of Chlamydia pneumoniae ［J］. Cell Microbiol. 2016, 18（8）: 1094–105.

［7］ Abromaitis S, Stephens RS. Attachment and entry of Chlamydia have distinct requirements for host protein disulfide isomerase［J］. PLoS Pathog. 2009, 5（4）: e1 000 357.

［8］ Koroleva EA, Kobets NV, Shcherbinin DN, et al. Chlamydial Type III Secretion System Needle Protein Induces Protective Immunity against Chlamydia muridarum Intravaginal Infection［J］. Biomed Res Int. 2017, 2017: 3 865 802.

［9］ Parrett CJ, Lenoci RV, Nguyen B, et al. Targeted Disruption of Chlamydia trachomatis Invasion by in Trans Expression of Dominant Negative Tarp Effectors［J］. Front Cell Infect Microbiol. 2016, 6: 84.

［10］ Abromaitis S, Stephens RS. Attachment and entry of Chlamydia have distinct

requirements for host protein disulfide isomerase［J］. PLoS Pathog. 2009，5
（4）：e1 000 357.

［11］ Lad SP，Li J，da Silva Correia J，et al. Cleavage of p65 /ReIA of the NF-
kappaB pathway by Chlanaydial［J］. Proc Natl Acad Sci USA，2007，104（8）：
2933-2938.

［12］ Le Negrate G，Krieg A，Faustin B，et al. ChlaDubl of Chlamydia trachomatis
suppresses NF-kappaB activation and inhibits IkappaBalpha ubiquitination and
degradation［J］. Cell Microbiol，2008，10（9）：1879-1892.

［13］ Leonard CA，Schoborg RV，Borel N. Productive and penicillin stressed
chlamydia pecorum infection induces nuclear factor Kappa B activation and
interleukin-6 secretion in vitr［J］. Front Cell Infect Microbiol，2017，7：180.

［14］ Chu J，Li X，Qu G，et al. Chlamydia psittaci PmpD-N Exacerbated Chicken
Macrophage Function by Triggering Th2 Polarization and the TLR2/MyD88/
NF-κB Signaling Pathway［J］. Int J Mol Sci. 2020，21（6）：2003.

［15］ Zhou H，Huang Q，Li Z，et al. PORF5 plasmid protein of Chlamydia
trachomatis induces MAPK-mediated pro-inflammatory cytokines via
TLR2 activation in THP-1 cells［J］. Sci China Life Sci，2013，56（5）：460-
466.

［16］ He QZ，Zeng HC，Huang Y，at al. The type III secretion system（T3SS）
of Chlamydophila psittaci is involved in the host inflammatory response by
activating the JNK/ERK signaling pathway［J］. Biomed Res Int. 2015，2015：
652 416.

［17］ Cai H，Chen S，Xu S，et al. Deficiency of LIGHT signaling pathway
exacerbates Chlamydia psittaci respiratory tract infection in mice［J］. Microb
Pathog，2016，100：250-256.

［18］ Wang H，Li J，Dong X，et al. NK Cells Contribute to Protective Memory T
Cell Mediated Immunity to Chlamydia muridarum Infection［J］. Front Cell
Infect Microbiol. 2020，10：296.

［19］ Gracey E, Lin A, Akram A, et al. Intracellular survival and persistence of Chlamydia muridarum is determined by macrophage polarization［J］. PLoS One. 2013 Aug 14；8（8）：e69 421.

［20］ Tietzel I, Quayle AJ, Carabeo RA. Alternatively Activated Macrophages Are Host Cells for Chlamydia trachomatis and Reverse Anti-chlamydial Classically Activated Macrophages［J］. Front Microbiol. 2019，10：919.

［21］ Del Río L, Murcia A, Buendía AJ, et al. Development of an in vivo model of Chlamydia abortus chronic infection in mice overexpressing IL-10［J］. Vet Microbiol. 2018，213：28–34.

［22］ Dong Y, Jin C, Ding Z, et al. TLR 4 regulates ROS and autophagy to control neutrophil extracellular traps formation against Streptococcus pneumoniae in acute otitis media［J］. Pediatr Res. 2021，89（4）：785–794.

［23］ Magán-Fernández A, Rasheed Al-Bakri SM, O'Valle F, et al. Neutrophil Extracellular Traps in Periodontitis［J］. Cells. 2020，9（6）：1494.

［24］ Schott BH, Antonia AL, Wang L, et al. Modeling of variables in cellular infection reveals CXCL 10 levels are regulated by human genetic variation and the Chlamydia-encoded CPAF protease［J］. Sci Rep. 2020，10（1）：18 269.

［25］ Rajeeve K, Das S, Prusty BK, et al. Chlamydia trachomatis paralyses neutrophils to evade the host innate immune response. Nat Microbiol［J］. 2018，3（7）：824–835.

［26］ Qiao S, Zhang H, Zha X, et al. Endogenous IL-17 A mediated neutrophil infiltration by promoting chemokines expression during chlamydial lung infection［J］. Microb Pathog. 2019，129：106–111.

［27］ Utzschneider DT, Gabriel SS, Chisanga D, et al. Early precursor T cells establish and propagate T cell exhaustion in chronic infection［J］. Nat Immunol. 2020，21（10）：1256–1266.

［28］ Fankhauser SC, Starnbach MN. PD-L 1 limits the mucosal CD 8$^+$ T cell response to Chlamydia trachomatis［J］. J Immunol. 2014，192（3）：1079–

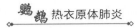
1090.

［29］Zou Y, Lei W, Su S, et al. Chlamydia trachomatis plasmid-encoded protein Pgp 3 inhibits apoptosis via the PI 3 K-AKT-mediated MDM 2-p 53 axis［J］. Mol Cell Biochem. 2019, 452（1-2）: 167-176.

第五章

临床表现

一、病史特点

鹦鹉热肺炎可发生于任何年龄，男女均可发病，无明显性别差异，以秋冬季节发病常见，春夏季节相对少见[1-2]。大部分患者均有明确的禽类或鸟类接触史，包括家禽的养殖、宰杀和鸟类的饲养等。少部分患者无明确的禽类接触史，但可能有禽类排泄物或羽毛制品接触史，因此需要询问病史时更详尽地获取相关信息。本病的临床表现差别很大，可以从轻微肺炎到暴发性重症感染。发热、咳嗽、咳痰是常见的临床症状，偶可见相对缓脉、神志改变、乏力、胸闷、头痛、呕吐、腹痛，症状严重者可发生呼吸困难。肺部听诊可闻及细小湿啰音或哮鸣音，或两者同时存在。前期若未及时治疗，后期由于病原体的入侵，可能造成病情进一步发展，从而影响各个器官的功能。

二、临床症状

由于感染的动物及病毒株不同，Cps感染后会有不同临床表现，如心内膜炎[3]、肺炎[4]、脑炎[5]、肝功能异常[6]等。另外，还会出现发热、非特异性的皮疹、嗜睡、胃肠道问题，如食欲减退、嗜睡、腹泻[7]等，少数会引起休克和死亡。Cps可能跟眼部淋巴瘤发生有关，但目前还存在争议[8]。在人类，Cps 主要导致呼吸系统感染，临床症状也多种多样。病原体在呼吸系统中的单核-巨噬细胞复制后，病原体可能会造成体内播散，从而影响各个器官，如耳、肝脏、胃肠道等。鹦鹉热的潜伏期通常为5—14天。鹦鹉热肺炎发病后可表现为发热（中高热为主）、咳嗽、咳痰、相对缓脉、寒战、头痛、肌肉疼痛、呼吸困难等，极少数情况下可发生成人呼吸窘迫综合征[9]、多器官衰竭[10]。孕妇感染后可能出现非典型肺炎、肝炎、肾功能不全、败血症、早产或死胎[11, 12]。临床上容易漏诊、误诊为其他系统的感染性疾病。

鹦鹉热肺炎患者早期可出现明显的发热，伴咳嗽、咳痰，大部分患者预后良好，症状有明显的改善，但少部分患者初期诊断不明，随着病情的发展逐渐加重，可合并呼吸困难，甚至多器官功能衰竭，因此本病的主要死亡原因为呼吸衰竭或感染性休克。由于鹦鹉热肺炎的临床表现并无明显的特异性，因此需要与其他病原体（支原体、军团菌、病毒等）导致的肺炎、禽流感、伤寒等相鉴别，尤其是病情加重时。

三、体格检查

鹦鹉热肺炎患者体格检查亦无特异性发现。大部分患者早期均有发热，以中高热为主，相对缓脉，合并呼吸困难者有口唇发绀、血氧饱和度下降，重症患者可出现神志改变[13]。肺部听诊可闻及细小湿啰音或哮鸣音，或两者同时存在，可累及单侧肺叶或双侧肺叶。至于啰音的多少取决于合并气道感染及支气管扩张的严重程度、造成气流阻塞的严重程度等。经充分的排痰引流或有效的抗感染治疗后，啰音可明显减少。晚期可出现如肾功能、肝功能、神经系统的损害及成人呼吸窘迫综合征等相应的体征。

四、伴发疾病和并发症

有文献报道，Cps感染除引起肺脏损伤外，也可继发多种肺外并发症，如横纹肌溶解[14]、严重皮肤坏死[15]、心内膜炎、脑炎、肝功能异常、心肌炎[16]等。齐亚飞等[14]报道了1例Cps导致的重症肺炎并发横纹肌溶解，患者入院前1个月曾宰杀一只活鸭，临床表现为高热、畏寒、气促、排浓茶样尿，伴大腿肌肉酸痛感，验血查肌红蛋白为>1000 μg/L，肌酸激酶（CK）为90750 U/L，肌酸激酶同工酶（CK-MB）为562 U/L。Zhang等[17]也报道了4例Cps合并横纹肌溶解病例，均有明确禽类接触史，表现为发热、乏力、咳嗽、咳痰，大腿、小腿、下背部等近端肌肉酸痛，4例患者均有血清肌红蛋白升高，CK均有明显升高（5066—20252 U/L）。Matsushima等[18]报道了一例66岁女性鹦鹉热伴横纹肌溶解症，患者既往有明确的接触鸽子史，鹦鹉热衣原体IgG滴度明显升高，因肌痛、发热、腹泻和定向障碍而入院。实验室结果显示CK、肌红蛋白和醛缩酶升高。

横纹肌溶解综合征（rhabdomyolysis，RM）是指各种原因引起肌肉损伤，肌细胞膜完整性被破坏，大量肌红蛋白、CK等酶类、小分子及毒性物质释放进入体循环而引起的肌肉酸痛、乏力、尿深色、并发急性肾功能衰竭等的临床综合征[19]。急性肾损伤是RM最严重的并发症，其发生机制为骨骼肌受损，循环中肌红蛋白水平超过血浆蛋白质结合能力，在肾小球滤出液中沉淀，导致肾小管堵塞，导致急性肾损伤[20-21]。横纹肌溶解的诊断标准：（1）有能够引起RM的病因或诱因；（2）出现典型的临床表现，如肌无力，肌肉酸痛、压痛、肿胀、僵硬，尿量减少，发热，恶心、呕吐，心悸等；（3）实验室检查，如CK升高至正常值上限的5倍，肌红蛋白、转氨酶明显升高，尿潜血试验阳性，显微镜下检查尿中无红细胞[22]；（4）在48 h内SCr上升≥26.5 μmol/L（≥0.3 mg/dl），或已知或假定肾功能损害发生在7 d之内，SCr升至≥1.5倍基线值，或连续6 h尿量<0.5 ml·kg⁻¹·h-1。符合（1）、（2）、（3）条即可诊断为RM，符合（4）即可诊断为急性肾损伤[23]。Cps合并横纹肌溶解预后较单纯Cps感染差，早期发现、早诊断和及时治疗可改善疾病预后，有效降低患者病死率。

Meijer等[15]报道了一例63岁女性患者因双下肢皮肤异常疼痛伴进行性呼吸困难4天入院，患者有明确的鸽子接触史，支气管肺泡灌洗液标本送检PCR，提示Cps阳性感染，且衣原体IgM和IgA呈阳性；既往Cps感染的常见临床表现为发热、咳嗽、呼吸困难等，而此例患者为暴发型Cps感染，主要表现为呼吸衰竭、弥散性血管内凝血（DIC）伴肺栓塞、急性肾小管坏死和皮肤血栓性血管病变（前期表现为鼻尖紫绀和双下肢可触性紫癜伴大泡，后期表现为远端鼻子皮肤坏死和双下肢大面积皮肤坏死）。

方昌全等[24]研究报道1例鹦鹉热衣原体肺炎合并吉兰巴雷综合征的病例，患者初始主要表现为高热、呼吸困难、乏力，胸部CT提示双肺大片实变影，通过宏基因组二代测序明确为鹦鹉热衣原体感染，给予针对性抗感染治疗后，患者热退，但呼吸困难及乏力加重，出现四肢对称性肢体麻木、无力。通过腰椎穿刺、电生理检查及结合患者临床特征，考虑合并吉兰巴雷综合征，给予人免疫球蛋白治疗后症状好转。这项研究结果表明，鹦鹉热衣原体感染与吉兰巴雷综合征发病密切相关，但需要更多的病例数来支撑这一结论。

除上述并发症外，也有报道鹦鹉热衣原体感染可继发急性胰腺炎、心肌炎，方昌全等[25]报道1例鹦鹉热衣原体肺炎合并急性胰腺炎的病例，患者以上腹痛为首发症状，后出现高热、呼吸困难，胸部CT提示左肺大片状实变影，病情进展快，迅速出现肝肾功能损伤及Ⅰ型呼吸衰竭，行肺泡灌洗液宏基因组二代测序检测，检出鹦鹉热衣原体序列，调整为多西环素联合莫西沙星抗感染，腹痛及肺部感染均显著好转。这项研究结果表明，腹痛可以为鹦鹉热衣原体感染的首发症状及肺外表现；鹦鹉热衣原体感染可以继发急性胰腺炎，但具体机制尚不清楚。Yang X等[26]报道一例60岁鹦鹉热衣原体肺炎患者，住院治疗期间出现心电图、心肌酶异常，考虑继发心肌炎。提示鹦鹉热衣原体感染可诱发心肌炎。

当Cps经呼吸道吸入后，在肝、脾、巨噬细胞系统内增殖，再经血行播散累及肺外其他器官，如肝功能异常、肾功能异常、心肌炎、心内膜炎、中枢神经系统感染等。因此，该病容易并发肺外器官功能损害，临床上诊断及治疗鹦鹉热肺炎，尤其是重症肺炎时，应注意对其他脏器的检查。

参考文献

[1] Branley JM, Weston KM, England J, et al. Clinical features ofendemic community-acquired psittacosis[J].New Microbes New Infect, 2014, 2(1): 7-12.

[2] 陆晓旻，朱际平，陈扬，等.基于宏基因组二代测序诊断的鹦鹉热衣原体肺炎的流行病学特征分析[J].中国临床研究，2022, 35(01): 1-5.

[3] Levison DA, Guthrie W, Ward C, et al. Infective endocarditis as part of psittacosis[J]. Lancet, 1971, 2: 844-847.

[4] 金文芳，姚羽，吕艳玲，等.8例鹦鹉热衣原体肺炎患者的临床特征分析及其诊治[J].中国感染控制杂志，2022, 21(02): 165-170.

［5］ Carr-Locke DL，Mair HJ. Neurological presentation of psittacosis during a small outbreak in Leicestershire［J］. Br Med J，1976，2：853-854.

［6］ Samra Z，Pik A，Guidetti-Sharon A，et al. Hepatitis in a family infected by Chlamydia psittaci. J R Soc Med，1991，84：347-348.

［7］ Senn L，Greub G. Local newspaper as a diagnostic aid for psittacosis：a case report［J］. Clin Infect Dis，2008，46：1931-1932.

［8］ Beeckman DS，Vanrompay DC. Zoonotic Chlamydophila psittaci infections from a clinical perspective［J］. Clin Microbiol Infect，2009，15（1）：11-7.

［9］ Yilmazlar A，zcan B，Kaplan N，et al. Adult respiratory distress syndrome caused by psittacosis［J］.Turk J Med Sci，2000，3：199-201.

［10］ Heddema ER，van Hannen EJ，Duim B，et al.An outbreak of psittacosis due to Chlamydophila psittaci genotype A in a veterinary teaching hospital［J］. J Med Microbiol，2006，55（Pt 11）：1571-1575.

［11］ Longbottom D，Coulter LJ. Animal chlamydioses and zoonotic implications ［J］. J Comp Pathol，2003，128：217-244.

［12］ Balsamo G，Maxted AM，Midla JW，et al. Compendium of Measures to Control Chlamydia psittaci Infection Among Humans（Psittacosis）and Pet Birds（Avian Chlamydiosis），J Avian Med Surg，2017，31（3）：262-282.

［13］ 董素素，王天立，裴文军，等.重症鹦鹉热衣原体肺炎8例报道并文献复习 ［J］.临床肺科杂志，2021，26（10）：1572-1575.

［14］ 齐亚飞，黄锦伦，陈健华，等.鹦鹉热衣原体肺炎合并横纹肌溶解一例并 文献分析［J］.中华结核和呼吸杂志，2021，44（09）：806-811.

［15］ Meijer R，van Biezen P，Prins G，et al. Multi-organ failure with necrotic skin lesions due to infection with Chlamydia psittaci. Int J Infect Dis，2021，106：262-264.

［16］ Schinkel AF，Bax JJ，van der Wall EE，et al. Echocardiographic follow-up of Chlamydia psittaci myocarditis［J］. Chest，2000，117（4）：1203-1205.

［17］ Zhang A，Xia X，Yuan X，et al. Severe Chlamydia psittaci Pneumonia

Complicated by Rhabdomyolysis：A Case Series［J］. Infect Drug Resist，2022，15：873-881.

［18］Matsushima H，Takayanagi N，Ubukata M，et al. A case of fulminant psittacosis with rhabdomyolysis. Nihon Kokyuki Gakkai Zasshi，2002，40（7）：612-6.

［19］Cabral B，Edding SN，Portocarrero JP，et al. Rhabdomyolysis［J］. Dis Mon，2020，66（8）：101 015.

［20］Vanholder R，Sever M S，Erek E，et al. Rhabdomyolysis. Journal of the American Society of Nephrology Jasn，2000，11（8）：1553.

［21］Knochel，James P. Mechanisms of rhabdomyolysis. Current Opinion in Rheumatology，1993，5（6）：725.

［22］Zhu DC，Li WY，Zhang JW，et al. Rhabdomyolysis-associated acute kidney injury：clinical characteristics and intensive care unit transfer analysis. Intern Med J，2021.

［23］Kellum JA，Lameire N. Diagnosis，evaluation，and management of acute kidney injury：a KDIGO summary（Part 1）［J］. Crit Care，2013，17（1）：204.

［24］Fang C，Xu L，TanJ，Tan H，Lin J，Zhao Z. Case Report：Chlamydia psittaci pneumonia complicated by Guillain-Barré syndrome detected using metagenomic next-generation sequencing. Front Cell Infect Microbiol. 2023；12:1 070 760.

［25］Fang C，Xie Y，Mai H，Xu L，TanJ，Tan H，Lin J，Zhao Z Acute abdominal pain as the first symptom of Chlamydia psittaci pneumonia complicated by acute pancreatitis: a case report. Front Med (Lausanne). 2023; 10:1 253 859.

［26］Yang X，Liu Z，Liu X，et al. Chlamydia Psittaci Pneumonia-Induced Myocarditis: A Case Report. Infect Drug Resist. 2023;16:4 259-4 264.

▶ 第六章 ▶

影像学表现

　　鹦鹉热衣原体肺炎的肺部影像学改变不具有特异性，主要是不同程度的渗出和实变，胸部X线表型形式多样，主要表现为磨玻璃影和实变影；肺部CT可以表现为单侧肺叶磨玻璃影或实变影[1]，或者是单侧多肺叶磨玻璃影、实变影，病变累及范围与病情严重程度可能密切相关。鹦鹉热肺炎的诊断主要依靠临床表现、血清学检查和家禽、鸟类接触史，但是结合影像学的表现可以更好地诊断鹦鹉热肺炎[2]。

一、影像学检查方法

　　在鹦鹉热肺炎诊断中影像学技术主要为X线胸片、CT检查，其中以CT检查最为重要。正常胸部具有非常良好的自然对比，所以X线检查在胸部具有非常重要的应用价值，主要体现在健康普查、胸部疾病的诊断及随访等多方面。常规X线胸片是肺部疾病最基本的检查方法，通过它可以了解病变的范围、分布、性质、程度及疗效等。但X线胸片使肺部前后各层组织的影响相互重叠，而且X线胸片一般只能显示至肺叶、肺段支气管，正常肺小叶结构在普通X线胸片无法显示，异常肺小叶的显示也是多个肺小叶的重叠像。因此，其对于鹦鹉热肺炎的诊断价值有局限性。而CT检查具有空间分辨率、密度分辨率高，横断影响无前后组织重叠的优点。对小病灶或早期病变的发现较X线胸片敏感，对于病灶的细节部分较前者丰富。对肺部病变的敏感性、特异性和准确性，CT检查优于常规X线胸片，在肺部疾病的发现、定位乃至定性诊断中占据重要的地位，成为常规X线胸片无法替代的重要手段。

二、Cps肺炎的X线表现

早期病例在胸部X线检查时因有轻度气流受限可表现为双肺野透过度增强。随着病情的进展，X线胸片可呈现轻度的网状模糊影、结节影和段性或小叶分布的实变影。大部分的病例出现单发实变影，一侧或双侧多发实变影占少数。在感染病程中，胸片异常一般从以模糊网状影为主发展为网格影和片状模糊影混合存在。一侧或双侧片状实变影与支气管炎范围一致，与肺叶或肺段炎症一致少见。部分病例可出现胸腔积液，量一般较少。较严重的患者与肺炎链球菌肺炎患者表现类似，肺门淋巴结肿大也可呈现。胸片上表现为消失较慢，从第一次发现胸片异常到完全消退预计在1—20周，平均为6周左右。

三、Cps肺炎的CT表现

根据病情的严重程度，鹦鹉热肺炎在肺部CT的表现主要为局灶或多灶性实变影伴支气管充气征、磨玻璃影、反晕征、铺路石征、结节样改变、支气管血管束增粗、小叶间隔增厚、胸腔积液、纵隔和肺门淋巴结肿大[3-6]。

1.局灶或多灶性实变影伴支气管充气征

肺部实变影可分为肺叶实变和节段性实变。肺部实变影是由肺不张和肺泡积液造成肺内气体消失，肺组织呈现为实质性改变，大量的渗出物填塞于肺泡腔，肺泡腔内气体减少或消失。肺叶实变的表现为均匀气腔实变，先发生于脏层胸膜下的周围肺组织，再蔓延到肺段的边缘，最终累及整个肺叶。节段性实变包括多灶性小叶分布的实变、小叶中心性结节和分支状线样影。多灶性小叶分布的实变主要累及肺部多个小叶分布区域的实变，并不累及整个肺叶或肺段。而小叶中心性结节是反应间质性和气腔的异常。小叶中心性结节局限于小叶中心区，呈血管周围性，它可以是致密和均匀的，或呈磨玻璃样影，大小从数毫米到一厘米，包围或掩盖了最小的肺动脉分支。在不同的疾病中，小叶中心性结节呈斑片状或弥漫分布，结节之间的间距常常一致，与胸膜面、叶间裂或小叶间隔有数毫米的距离。小叶中心性结节包括了以往的间质性结节和气腔结节，可见于多种疾病，如感染性细支气管炎（包括Cps肺炎）、支气管扩张、过敏性肺炎、结核的支气管内播散、非结核分支杆菌及其他的肉芽肿感染、弥漫性泛细支气管炎等疾病。分支状线样影也称"树芽征"，代表小叶中央细支气管为液体、黏液或脓液所嵌顿，常伴支气管周围炎症，在影像学表现上呈树枝状，粗细不均匀，边缘可光整或不光整。树芽征可见于肺结核或非结核分支杆菌的支气管播散、支气管肺炎、感染性细支气管炎、支气管扩张等疾病。支气管充气征是指由原来肺泡内的空间被大量的炎性渗出物充填，导致该段支气管内仍残留较多的气体，在CT上显示充气导致的征象，常见于大叶性肺炎、肺结核、肺癌、慢性阻塞性肺疾病等。

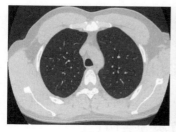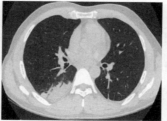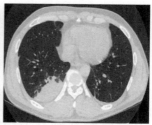

图1　1例55岁轻症鹦鹉热衣原体肺炎胸部CT右下肺片状实片影

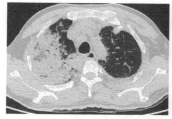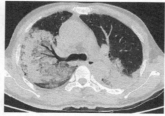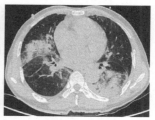

图2　1例58岁重症鹦鹉热衣原体肺炎胸部CT双肺多发渗出灶，右上肺大片
　　　实变影，可见空气支气管征

2. 磨玻璃影

磨玻璃影是密度增高模糊影，未遮盖血管影。如果血管影被遮盖，即为实变影。磨玻璃影为非特异性的表现，任何使肺实变、远端气腔内空气含量减少而又不使肺泡全部闭塞的因素都可产生磨玻璃影。它可见于多种疾病，包括间质性疾病、气腔性疾病和由充血性心衰或血流重新分布引起的毛细血管容量增强。

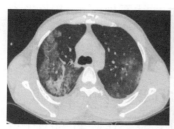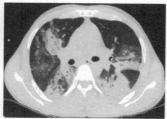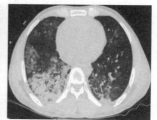

图3　1例30岁重症鹦鹉热衣原体肺炎胸部CT双肺多发渗出灶，多发团片状磨玻璃影、实变
　　　影，双侧少量胸腔积液

3. 反晕征

反晕征在肺部CT表现为中心为磨玻璃影，周围是高密度新月形或环形条带，与晕征的周围稍低密度磨玻璃影相反。它常见于肺副球菌病、肺结核、肺曲霉菌病、卡氏肺孢子菌肺炎、隐源性机化性肺炎、支气管肺泡癌、韦格纳肉芽肿、肺水肿、结节病等疾病。

4. 铺路石征

铺路石征也称"碎石路征"，是由斑片和弥漫性磨玻璃影，叠加以小叶间隔增厚和小叶内线影组成。该表现首次出现在肺泡蛋白沉积症患者，是肺泡蛋白沉积症的典型表现，但也常见于很多其他疾病，如急性呼吸窘迫综合征、急性间质性肺炎、肺水肿、卡氏肺孢子菌肺炎、鹦鹉热肺炎、急性嗜酸性例细胞肺炎、放射性肺炎、细支气管肺泡癌和脂质性肺炎等。

5. 支气管血管束增粗

支气管血管束也叫"支气管血管周围间质"，是由支气管、肺动脉及其围绕在周围的结缔组织构成。支气管血管束增粗代表间质的纤维化或间质侵润，主要可见于肺结节病以及癌细胞淋巴道播散。当支气管血管束增粗，它主要表现为支气管壁明显增厚，肺动脉增厚或者是结节样改变，一般表示与大气道有关的间质增厚，在影像学上主要表现为小叶中心动脉或者细支气管明显的增大，呈不规则的或者光滑的结节状改变。

6. 小叶间隔增厚

小叶间隔增厚也称"间隔增厚"，通常小叶间隔在胸片上不可见，仅见于高分辨CT，绝大多数位于下叶前部和下部。在肺野周围小叶间隔表现为短线延伸至胸膜，而在靠近肺野中央区，小叶间隔线表现为一个或多个肺小叶的多边拱形轮廓。间隔增厚可因水肿细胞浸润或

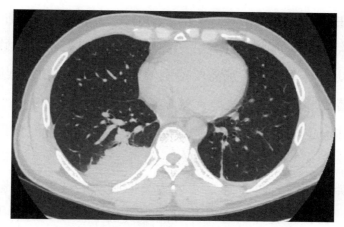

图4　1例轻症鹦鹉热衣原体肺炎胸部CT右下肺实变影，可见
　　　　支气管血管束增粗

纤维化而引起。间隔增厚可以使光滑、结节状或轮廓不规则。间隔增厚最常见的原因是静水压肺水肿。光滑的间隔增厚较少见的原因包括肺癌淋巴管扩散播散、淋巴瘤、白血病、急性肺排斥反应等。局灶光滑间隔增厚常见于邻近的胸膜炎症，尤其见于脓胸和胸膜固定术后、淋巴细胞间质性肺炎和特发性支气管扩张。结节状间隔增厚最常见于癌性淋巴管炎、结节病、矽肺、尘肺等。

四、影像学鉴别诊断

鹦鹉热肺炎的影像学表现形式多样，无特异性表现。肺叶的局灶或多灶性实变影需要与细菌性肺炎（主要是肺炎链球菌肺炎）、隐源性机化性肺炎、细支气管肺泡癌等疾病鉴别。小叶中心性结节伴树芽征可见于结核或非结核分枝杆菌病、真菌感染、支气管扩张、过敏性肺炎、弥漫性泛细支气管炎，因此鹦鹉热肺炎也需要与这些疾病相鉴别。磨玻璃影需要与急性呼吸窘迫综合征、卡氏肺孢子菌肺炎、非特异性间质性肺炎等疾病鉴别。反晕征则需要与韦格纳肉芽肿、肺水肿、肺结节等疾病相鉴别。此外，鹦鹉热肺炎还需要与尘肺、矽肺、肺癌相鉴别。以下列举一些特别需要鉴别的疾病及其鉴别的要点。

1. 细菌性肺炎（主要是肺炎链球菌肺炎）

急性肺炎链球菌肺炎表现为跨段性均匀肺实变，但只累及一个肺叶。因此，实变开始于周围肺组织，几乎总是紧贴胸膜表面，无论是在叶间或肺表面。有时，感染表现为类似肿块的球形实变影，随着实变的进展，它会跨过肺段边界并可能累及整个肺叶。鹦鹉热肺炎的临床表现可与其相似，都有高热、咳嗽、咳痰等累及下呼吸道症状，但肺炎链球菌肺炎在影像学表现为大片实变影，可侵犯整个肺叶，经青霉素治疗后可出现明显好转。

2. 隐源性机化性肺炎

机化性肺炎是一种以肺泡管及其周围腺泡腔内肉芽组织形成为特征的病理学类型，常伴有周围肺实质的慢性炎症。而机化性肺炎的形成可能与感染、结缔组织并、炎性肠病、吸入性损伤、过敏性肺炎、药物反应、放射治疗及误吸。部分患者于上述病因无关，这种情况下称为隐源性机化性肺炎或特发性闭塞性细支气管炎伴机化性肺炎。在CT上主要表现为斑片状实变影，通常累及双侧，主要累及中、下叶的病变，主要分布于支气管周围或胸膜下肺实质。但其也可以表现为肺小叶周围病变、反晕征、磨玻璃影或小结节影。临床上，支气管周围、胸膜下实变病灶在抗生素治疗数周后仍然病情加重，则高度怀疑为隐源性机化性肺炎。临床表现类似于细菌性肺炎，如咳嗽、进行性呼吸困难及低热，大部分患者经皮质醇类固醇激素治疗后临床表现和放射学异常会完全消失。与鹦鹉热肺炎比较，隐源性机化性肺炎也可表现为反晕征、磨玻璃影或小结节影，但其实变影主要累及双侧的中下叶部位，经糖皮质激素治疗后效果明显。

3. 弥漫性泛细支气管炎

高分辨率CT（HRCT）表现为包括小叶中心性结节影和分支样病变、细支气管扩张、支气管扩张和肺实质密度减低和血管减少。这些表现和疾病所处的阶段有相关性，早期可表现为小叶中心性结节样病变，随后是和结节相连的分支样病变，其次是细支气管扩张，最后发展为支气管扩张，晚期可见囊状支气管扩张。临床表现为咳嗽、渐进性呼吸困难和慢性鼻窦炎，大多数患者对小剂量大环内酯类药物有反应。与Cps肺炎比较，弥漫性泛细支气管炎也可出现小叶中心性结节影、树芽征，但其表现为细支气管扩张、肺容积增大，并有慢性鼻窦炎的病史可与之鉴别。

4. 过敏性肺炎

过敏性肺炎也称外源性过敏性肺泡炎，是一种免疫介导的炎性弥漫间质性肺疾病，是由因易感人群吸各种抗原所致。急性期在HRCT上表现为弥漫性磨玻璃影和实变，也可见小叶中央结节。在亚急性期表现为边界不清的小叶中心性结节，对称斑片影或弥漫性双侧磨玻璃影，并小叶区低密度影和吸气相血管增多以及呼气相的空气捕捉。慢性期可表现为斑片状，周边或支气管血管周围分布的网格影，牵拉性支气管扩张和牵拉性细支气管肺扩张。诊断时应注意询问患者有无接触过宠物，临床上主要表现为流感样症状，包括寒战、发热、肌痛、疲乏、头痛等，全身性糖皮质激素的应用可以改变或延缓疾病的进展。与鹦鹉热肺炎相比，过敏性肺炎多因与过敏原接触后起病，CT表现与小叶中心性结节基本一致，为弥漫性磨玻璃影和实变影，但无树芽征。

5.结核分枝杆菌感染

活动性肺结核是一种由结核分枝杆菌感染引起的慢性复发性传染性疾病。人群间主要通过患者咳嗽时产生的含有结核分枝杆菌的飞沫传播。肺结核在CT上可见边缘模糊的小叶中心性结节，主要沿支气管分布，可局限于病变支气管所支配的肺叶或肺段的某一个区域，病变进展时可形成较大的小叶融合影和空洞，病变范围也更广泛，多伴有支气管壁和小叶间隔增厚。小叶中心性结节和树芽征表现为肺结核起到播散的特点。与Cps肺炎相比，可有结核中毒症状，如午后低热、盗汗、食欲不振等，实验室检查可有PPD阳性或强阳性，T-SPOT阳性，痰找抗酸杆菌阳性，在CT影像学上可见其他表现，如淋巴结肿大、结核空洞、结核球、胸膜改变等其他表现。

6.真菌感染（肺念珠菌病）

肺念珠菌病是一种罕见的机会性感染，通常是由白色念珠菌引起，较少有热带念珠菌和克柔念珠菌引起。呼吸道感染通常是内源性念珠菌过度生长所致，但可能会发生院内感染。在CT上常见的影像学特点表现为结节，其次为实变影和磨玻璃影。在肺内没有一个明显的好发区域，肺上叶、中叶、下叶都可能发生。结节的分布可能是小叶中心性或随机分布的树芽征，有少部分患者表现为单独或合并磨玻璃晕环（晕征）。临床症状主要表现为发热、呼吸急促、胸痛、咳嗽、咳痰等。与鹦鹉热肺炎相比，肺念珠菌病也可表现为小叶中心性结节和树芽征，但机体表现为免疫功能低下，易合并其他并发症的存在。

7.卡氏肺孢子菌肺炎

卡氏肺孢子菌肺炎是艾滋病感染者最常见的机遇性感染，也是艾滋病患者首要的发病和死亡原因，在CT上表现为双侧肺门周围或弥漫对称性间质性病变，呈细颗粒状、网格状或磨玻璃样密度增高影。

其反映了肺泡腔内的渗出，渗出物有表面活性物质、纤维蛋白、细胞碎片及病原微生物组成。少见表现为肺上叶分布的肺实变和囊性病变。临床表现为隐匿性起病的发热，干咳及呼吸困难。与鹦鹉热肺炎相比，卡氏肺孢子菌肺炎可表现为一致的磨玻璃样密度影，但其与艾滋病病史密切相关，应注意询问病史，可检测$CD4^+$细胞计数鉴别。

8.非特异性间质性肺病（NSIP）

非特异性间质性肺病是一种慢性间质性肺病，以炎症、纤维化或两者共同所致肺泡壁均匀的扩张为特征。NSIP可为特发性，但是更为常见的是以结缔组织病、过敏性肺炎、药物性肺病和慢性间质性肺病并发弥漫性肺泡损伤的形式出现。临床症状主要表现为进行性呼吸困难和干咳等。在胸片上表现为双肺斑片影或主要累及中下肺的磨玻璃影。其他表现为网格影或网格影与磨玻璃影及实变影相融合。CT表现为双肺对称性磨玻璃影，多数患者可叠加细网格影和牵拉性支气管扩张，纵隔淋巴结可出现明显增大。少数患者可出现蜂窝肺表现。与鹦鹉热肺炎相比较，NSIP可出现一致的磨玻璃影改变，但其表现为双肺对称性磨玻璃影，并可叠加网格影和牵拉性支气管扩张表现。

9.韦格纳肉芽肿

韦格纳肉芽肿是一种多系统性疾病。其特征是上下呼吸道坏死性肉芽肿、血管炎性肾小球肾炎以及肺脏和其他器官组织的坏死性血管炎。大部分患者表现为上呼吸道和下呼吸道的症状，包括鼻出血、鼻窦炎、咳嗽、咯血、呼吸困难、胸痛等。肺结节和肿块是其影像学最常见的表现，结节和肿块通常为多发和双侧性，主要累及胸膜下区，其次为支气管血管周围受累，但上肺或下肺区域无明显差别。一个或多个结节或肿块周围被磨玻璃影所环绕，表现为晕征或反晕征。另一个常见的是气腔内实变，表现为毗邻胸膜类似肺梗死的周围分布楔形影或者在支气管周围分布。与Cps肺炎比较，韦格纳肉芽肿同样可出现反晕征，但其结节和肿块直径可达10 cm以上，且上下肺无倾向性，血清c-ANCN阳性可区别。

10. 结节病

结节病是一种病因不明且影响多个器官的全身炎症性疾病，其特点为非干酪样肉芽肿的形成。肺内结节病在HRCT能显示分布在淋巴管周围的小结节影的特征。这些结节主要与支气管和肺动静脉毗邻，沿小叶间隔、叶间隙、肋胸膜下区分布，并能导致这些结构性结节增厚。结节性肉芽肿沿支气管血管周围间质延伸到细支气管周围间质，结果导致小叶中心性结节出现。结节主要分布在支气管周围和血管周围，其他主要在胸膜下分布，偶尔累及小叶间隔。与鹦鹉热肺炎相比，结节病的结节主要分布在支气管血管周围和胸膜下区，可见双侧对称性肺门淋巴结肿大，主要累及肺上叶，无胸腔积液产生。

11. 尘肺

尘肺是由于在职业活动或生活环境中长期吸入无机矿物质粉尘，粉尘在肺内潴留而引起以肺组织弥漫性结节状或网格状纤维化为特征的一组疾病。在疾病早期，患者可无明显症状，后逐渐出现咳嗽、咳痰、气促不适。不同种类、不同严重程度的尘肺病预后不一致，总体呈现慢性病程。其中发病最常见、危害性最大的为硅化物尘肺，即矽肺。在胸片上矽结节是其特征性病变，结节边界清晰且小（直径为1—10 mm），并主要分布在肺前区和上区。矽结节主要是由胶原纤维组织组成，排列紧密，密度较高。而CT技术可更清晰地显示结节、胸膜钙化和结节聚集，同时可伴有网格状阴影、团块状阴影、肺门增大、肺气肿等异常表现。与鹦鹉热肺炎相比，尘肺有明确的职业接触史，表现为双肺弥漫分布的小结节影，伴小叶中心肺气肿。

12. 肺癌

肺癌是支气管或周围气道黏膜上皮细胞在一种或多种因素的作用下发生的肿瘤。肺癌在胸片上表现为孤立性肺结节或肺部肿块，可出现患侧肺叶实变或不张，肺门或纵隔肿块，极少数情况下为弥漫性间质性病变改变。在胸部CT上叶表现为结节、肿块或磨玻璃影，可伴发支气管充气征或空洞形成，病灶边缘可见分叶及毛刺征，与胸膜面之间可形成胸膜凹陷征。肺癌发生肺内转移时，可见弥漫性大小不一的结节影，直径可从几毫米到几厘米之间，边缘可光整，双肺野随机分布。肺癌可见肺内原发病灶，双肺弥漫分布的结节为随机分布，无树芽征表现，结合肿瘤标志物检测，临床上表现为咳嗽、咳痰、呼吸困难、咯血、消瘦等症状，因此与鹦鹉热肺炎鉴别并不困难。

参考文献

［1］沈凌，田贤江，梁荣章，等.鹦鹉热衣原体肺炎48例临床特征分析［J］.中华结核和呼吸杂志，2021，44（10）：886-891.

［2］刘辉，叶静，杨进，等.23例鹦鹉热肺炎临床特征分析［J］.临床肺科杂志，2022，27（3）：346-350.

［3］刘芳，苑少欣，李显庭，等.9例聚集性鹦鹉热肺炎临床和流行病学特征［J］.中华医院感染学杂志，2021，31（16）：2462-2466.

［4］Su S, Su X, Zhou L, et al. Severe Chlamydia psittaci pneumonia：clinical characteristics and risk factors［J］. Ann Palliat Med，2021，10（7）：8051-8060.

［5］金文芳，姚羽，吕艳玲，等.8例鹦鹉热衣原体肺炎患者的临床特征分析及其诊治［J］.中国感染控制杂志，2022，21（2）：165-170.

［6］李娟，邱菊，刘翻，等.以反晕征为主要影像学表现的鹦鹉热衣原体1例［J］.临床肺科杂志，2022，27（2）：320-321.

第七章

其他辅助检查

一、血液检查

董素素等人[1]对8例通过二代测序确诊的重症Cps肺炎患者进行病例总结，分析其入院时的血液常规检查，发现8例患者均有不同程度的肌酶和肝酶升高，3例患者肾功能异常，4例患者电解质紊乱。8例患者的白细胞均正常，中性粒细胞百分比、PCT有升高，C反应蛋白明显升高。这也符合Cps肺炎可累及全身多个器官的特点。累及肺时，可表现为普通的上呼吸道感染、肺炎和急性呼吸窘迫综合征。累及心脏时，可表现为心内膜炎、心肌炎和心包炎。累及肾时，可表现为间质性肾炎和急性肾功能衰竭。累及皮肤时，可表现为玫瑰糠疹、多型红斑、结节性红斑或荨麻疹。累及肝时，可表现为肝功能衰竭，鹦鹉热肺炎合并多器官衰竭是少见的。

段建民[2]对5例Cps肺炎患者的临床资料、诊断及治疗方法作回顾性分析，结果与上述类似，他发现所有患者的血淋巴细胞计数减低和C反应蛋白水平增高，4例（80%）出现转氨酶水平升高、血清钠水平降低，提示淋巴细胞计数减低、低钠、转氨酶和C反应蛋白水平增高可能对本病有提示意义，与既往报道[3-4]基本一致。骆煜等人[5]对5例通过mNGS确诊的Cps肺炎患者的病例进行回顾性分析，发现4例患者白细胞计数正常，1例出现轻度升高，5例患者均出现中性粒细胞百分比升高（76%—92%），超敏C反应蛋白明显升高（175—212 mg/L），红细胞沉降率也出现不同程度的增加（38—108 mm/h），1例患者出现PCT升高，其余4例基本正常。3例出现肝酶轻度升高以及低钠血症。

Allen P[20]对1972年1月1日至1986年3月31日墨尔本费尔菲尔德医院收治的135例经血清学确诊的Cps肺炎病例进行回顾性分析，发现116例患者的白细胞计数均处于正常范围内，仅仅1例患者的白细胞计数大于15×10^9/L（23—10^9/L）。在三分之二的病例中，血涂片显示有毒性颗粒或"核左移"，或两者兼有。102例（80%）患者红细胞沉降率升高，平均为54 mm/h，只有8例患者红细胞沉降率小于20 mm/h。共8例患者检测C反应蛋白水平，均表达升高，平均值为129 mg/L。对112例患者进行了肝酶测定，其中正常55例（49%）。多数患者血清天冬氨酸氨基转移酶轻度升高，但有1例患者的血清天冬氨酸氨基转移酶升高幅度最大为正常值的11倍。血清碱性磷酸酶最高浓度为正常值的3倍。6例患者血清胆红素水平升高，其中2例胆红素水平高于30 μmol/L，但肝酶正常。在大多数情况下，在院治疗三周内肝功能复查结果恢复正常。43例患者做了腰椎穿刺术，发现仅1例患者的脑脊液中有21个白细胞（15个淋巴细胞，6个多形性细胞，没有红细胞），其他有患者/μL脑脊液中都少于5个白细胞，脑脊液葡萄糖浓度均正常，19例患者脑脊液蛋白高于400 mg/L，蛋白质水平高于600 mg/L的有6例，最高为1135 mg/L，精神状态的改变与脑脊液异常之间没有相关性，除了1例脑脊液蛋白水平超过1000 mg /L的患者，伴有明显的嗜睡和幻觉。

综上可知，Cps肺炎可引起的血液检查的异常包括白细胞升高、中性粒细胞百分比升高、C反应蛋白升高、PCT升高、红细胞沉降率升高、CK升高、肌酐升高、丙氨酸氨基转移酶升高、天冬氨酸氨基转移酶升高、白蛋白降低、低钾血症、低钠血症等，虽对诊断有一定的指导意义，但无特异性指标，难以与一般细菌、病毒感染区分开来，必须结合其他检验进一步确诊。

重症 Cps 肺炎与轻症的预后相差极大，了解重症 Cps 肺炎相关的危险因素尤为重要，这能使医务工作者提高警惕性，尽早干预，尽早确诊，防止病情进一步恶化。Shanshan Su[5] 报道，与重症 Cps 肺炎相关的独立危险因素是 CK 和脑钠肽（BNP）。

CK 分布在许多组织中，主要为肌肉组织，如骨骼肌、心肌，鹦鹉热肺炎合并横纹肌溶解时伴随高水平的 CK，CK 高于 174 U/L 是重症 Cps 肺炎的预测因素[6]。当 CK>1000 U/L 时即可确诊横纹肌溶解症[7]。横纹肌溶解综合征是指各种原因引起肌肉损伤，肌细胞膜完整性破坏，大量肌红蛋白、CK 等酶类、小分子及毒性物质释放进人体循环，造成组织器官损伤的一组临床综合征[8]。感染是造成横纹肌溶解的原因之一，主要机制包括组织缺氧、细菌直接侵袭肌肉、糖酵解酶活性下降，溶酶体酶活化及内毒素释放[9]。糖尿病是横纹肌溶解的危险因素[8]，高血糖、高渗状态更容易引起骨骼肌细胞渗透性肿胀，钙离子超载降低，线粒体、肌浆网受损引起氧化应激增强，造成骨骼肌损伤[8]。Cps 肺炎合并横纹肌溶解主要表现为发热、乏力、肌肉酸痛、茶色尿。部分合并不同程度的低钙血症，这与肌细胞膜破坏、ATP 消耗导致钙离子流入细胞内有关[10]。重症肺炎常导致呼吸衰竭，部分患者并发横纹肌溶解综合征[11]，更易引起多器官功能损伤，预后极差。

BNP 除了是心衰标志物外，也是社区获得性肺炎严重程度和预后的标志物之一[12]，研究发现重症鹦鹉热肺炎患者 BNP 显著升高，考虑为重症患者缺氧及促炎细胞因子诱发其分泌[13]，该研究中的高炎症因子水平（CRP、PCT）及低氧合指数又恰好印证了这一结论。但在M.Christ-Crain的研究中，BNP水平与血氧饱和度没有显著相关性，他们得出结论，缺氧不是BNP水平升高的主要原因，但认同炎症诱导BNP释放，BNP水平与CRP值呈正相关[14]，此外，促炎细胞因子如IL-1 b、IL-6和TNFa在体外诱导培养的心肌细胞分泌BNP[15, 16]，按PSI定义社区获得性肺炎严重级别，随社区获得性肺炎严重程度的增加，BNP水平亦升高，因此，BNP水平可能反应Cps肺炎的严重程度。

Post F的研究[13]中，患者FIB、D二聚体轻度升高，周瑜等[17]报道，社区获得性肺炎的严重程度和凝血功能异常呈正相关，进一步提示，鹦鹉热肺炎较一般社区获得性肺炎更容易发展为重症。

二、纤支镜检查

段建民[2]对5例确诊Cps肺炎的患者进行回顾性分析，全部患者在局部麻醉状态下接受支气管镜检查，2例存在黏膜轻度充血，3例可见气道内少量分泌物，5例患者从入院至接受支气管镜检查时间为1—3（2.2 ± 0.84）天。参照《肺部感染性疾病支气管肺泡灌洗病原体检测中国专家共识（2017年版）》[18]对患者进行支气管肺泡灌洗（BAL），灌洗部位根据CT影像表现选取病变肺段，留取灌洗液20—25 mL，送常规实验室进行支气管肺泡灌洗液（BALF）细胞分类计数和微生物检测。4例患者BALF细胞分类为中性粒细胞增多，微生物检测发现1例甲型链球菌，考虑污染，其余患者无阳性回报。1例患者进一步行经支气管镜肺活检（TBLB），并进行细胞学快速现场评价（ROSE），发现患者肺组织中存在较多单核细胞伴少量中性粒细胞浸润。研究中5例患者BALF细胞分类以中性粒细胞增高为主，符合急性感染性改变[19]。

参考文献

［1］ 董素素，王天立，裴文军，等.重症鹦鹉热衣原体肺炎8例报道并文献复习［J］.临床肺科杂志，2021，26（10）：1572-1575

［2］ 段建民，蒋萍，刘莉，等.鹦鹉热衣原体肺炎的诊断及治疗（附5例报告）［J］.山东医药，2021.

［3］ CHEN X, CAO K, WEI Y, et al.Metagenomic next-generation sequencing in the diagnosis of severe pneumonias caused by Chlamydia psittaci［J］. Infection, 2020, 48（4）: 535-542.

［4］ KONG C Y. ZHU J, LU J J, et al. Clinical characteristics of Chlamydia psittaci pneumonia［J］. Chin Med J（Engl）, 2021, m134（3）: 353-355.

［5］ 骆煜，金文婷，马玉燕，等，胡必杰.5例鹦鹉热衣原体肺炎的诊断及临床特点［J］.中华医院感染学杂志，2020，30（22）：3394-3398.

［6］ Su S, Su X, Zhou L, et al. Severe Chlamydia psittaci pneumonia: clinical characteristics and risk factors［J］. Ann Palliat Med, 2021, 10（7）: 8051-8060.

［7］ Sauret J M, Marinides G, Wang G K. Rhabdomyolysis［J］. American Family Physician, 2002, 65（5）.

［8］ Cabral B, Edding S N, Portocarrero J P, et al.［J］. Rhabdomyolysis. Dis Mon.

［9］ Huerta-Alardin A L, Varon J, Marik P E. Bench-to-bedside review: Rhabdomyolysis — an overview for clinicians［J］. Crit Care, 2005, 9（2）: 158-169.

［10］ Knochel, James P. Mechanisms of rhabdomyolysis.Current Opinion in Rheumatology［J］. 1993, 5（6）: 725. doi: 10.1097/0 0002 281-199 305 060-00 006.

［11］ Hamel Y, Mamoune A. Mauvais FX, et al. Acute rhabdomyolysis and inflammation［J］. J Inherit Metab Dis, 2015, 38（4）: 621-628.

［12］Katsura D，Tsuji S，Kimura F，et al.Gestational psittacosis：a case report and literature review［J］. J Obstet Gynaecol Res，2020，46（5）：673-677.

［13］Post F，Weilemann L S，Messow C M，et al. B-type natriuretic peptide as a marker for sepsisinduced myocardial depression in intensive care patients［J］. Crit Care Med，2008，36（11）：3030-3037.

［14］Shor R，Rozenman Y，Bolshinsky A，et al. BNP in septic patients without systolic myocardial dysfunction［J］. Eur J Intern Med 2006；17：536-40.

［15］Weinfeld MS，Chertow GM，Stevenson LW. Aggravated renal dysfunction during intensive therapy for advanced chronic heart failure［J］. Am Heart J，1999，138：285-90.

［16］Ma KK，Ogawa T，de Bold AJ. Selective upregulation of cardiac brain natriuretic peptide at the transcriptional and translational levels by pro-inflammatory cytokines and by conditioned medium derived from mixed lymphocyte reactions via p38 MAP kinase［J］. J Mol Cell Cardiol，2004，36：505-13.

［17］周瑜，代艳梅，王一平，等.老年重症肺炎患者细胞炎性因子、凝血功能情况及预后的影响因素分析［J］.临床肺科杂志，2020，25（01）：70-73.

［18］中华医学会呼吸病学分会.肺部感染性疾病支气管肺泡灌洗病原体检测中国专家共识（2017年版）［J］.中华结核和呼吸杂志，2017，40（8）：578-583.

［19］《中华传染病杂志》编辑委员会. 中国宏基因组学第二代测序技术检测感染病原体的临床应用专家共识［J］. 中华传染病杂志，2020，38（11）：681-689.

［20］Yung，Allen P，M. Lindsay Grayson. Psittacosis—a review of 135 cases［J］. Medical journal of Australia，1988：148（5）：228-233.

第八章

鉴别诊断

一、肺结核

　　肺结核的临床体征和症状往往是非特异性的，大约5%的成人活动性病历完全无症状[1]。全身症状多表现为午后潮热、盗汗、乏力、纳差、消瘦、女性月经失调等，该症状可能持续数周甚至数月之久。结节性红斑可在结核病急性发作时出现，通常在特异性免疫发生时表现出来[2, 3]。

　　与结核相关的最常见的血液学表现为外周白细胞计数升高和贫血，约有10%的患者出现这两种症状[4]。约有11%的患者可出现低钠血症，这是由于受影响肺组织内产生的一种抗利尿激素样物质引起的。

　　咳嗽是肺部感染最常见的症状[2, 5]。在疾病早期，主要表现为干咳，但之后通常会产生粘液样或黏液脓性痰，也可能发生咯血，邻近胸膜表面的炎症可引起胸膜性胸痛。除非肺部广泛受累，否则呼吸困难是不常见的，很少有粟粒样结核病患者会出现呼吸衰竭的症状[6]。

　　结核病的具体临床表现受感染者的年龄和免疫状态影响[3, 4]。高达60%的肺结核儿童无症状[7]，由于呼吸道的直径较窄，年幼的儿童更有可能出现呼吸道症状，包括咳嗽、喘息以及肺部听诊闻及啰音[8, 9]。老年人（＞65岁）的结核诊断通常会延迟[10, 11]。与年轻人相比，老年人较少出现咳嗽、咯血、发热和盗汗等典型症状[1]，偶出现不明原因的发热伴有全血细胞减少或类白血病反应，因为这一年龄段血行播散的频率更高[1, 11]。

在40%—45%的原发性结核病例中，明显存在单个或多个部位的空洞[12, 13]，空洞壁有的薄且光滑，也有的厚并有结节状。据报道，9%—21%的结核腔内存在气液平面[12, 13]。当干酪样坏死区域液化并与支气管树相连接时，疾病就会通过支气管进行播散，约20%的原发性结核患者[14]可出现支气管扩散，表现为多发性的、界限不清的5—10 mm结节，远离空洞腔形成的部位，通常累及肺下区[14, 15, 16]。

胸部CT提示肺部病灶多位于上叶尖端、后段及下叶背段，可见结核卫星灶；支气管内结核通常表现为不规则或光滑的环周支气管狭窄并伴有管壁增厚[17, 18]。肺门和纵隔淋巴结肿大是原发性结核后的罕见表现，大约只有5%的病历发生[12]。

纯化蛋白衍生物（PDD）强阳性有助于诊断，尽管结核菌素皮肤试验既不是100%的敏感性也不是100%的特异性，但它仍然是检测结核分枝杆菌感染的常用方法[2]，在反应性结核菌素试验患者中，主要干扰因素是对除结核分枝杆菌外的分枝杆菌感染以及既往接种过卡介苗的患者。一般来说，反应越大，代表感染的可能性越大，但免疫缺陷患者以及体制虚弱的患者可出现假阴性。痰找抗酸杆菌阳性有助于肺结核诊断，但阳性率不高，痰涂片未找到抗酸杆菌不能排除诊断肺结核，抗酸杆菌涂片阳性率在培养阳性痰中仅占比60%[19]，xPERT、T-SPOT、胸腔积液腺苷脱氨酶（ADA）含量增高均有助于鉴别，肺活检病理找到结核肉芽肿及mNGS找到结核分枝杆菌序列可确诊。鹦鹉热肺炎患者大多有明确禽类接触史，症状表现为发热、乏力、头痛等流感样症状，血象、PCT可轻度升高。合并横纹肌溶解的患者CK、肌红蛋白可明显升高；mNGS找到鹦鹉热衣原体序列可确诊。

二、肺部真菌感染

肺部真菌感染是指真菌引起的支气管肺部真菌感染，即真菌对气管支气管和肺部的侵犯，引起气道黏膜炎症和肺部炎症肉芽肿，严重者引起坏死性肺炎，甚至血行播散到其他部位。

引起下呼吸道真菌感染的致病菌分致病性真菌与条件致病性真菌：①致病性真菌属原发性病原菌，常导致原发性真菌感染，可侵袭免疫功能正常宿主，免疫功能缺陷的患者易致全身播散。病原性真菌主要有组织胞浆菌、球孢子菌、副球孢子菌、皮炎芽生菌、足癣菌和孢子丝菌病等。②条件致病性真菌也称机会性真菌，如念珠菌属、曲霉属、隐球菌属、毛霉和青霉属、根霉属、犁头霉属、镰刀霉及肺孢子菌等。这些真菌多为腐生菌，对人体的病原性弱，但宿主存在易患因素时，会导致深部真菌感染，但临床上也可见到无明确宿主因素的病例。临床常见真菌病原体包括念珠菌、曲霉、毛霉、隐球菌、组织胞浆菌等。

近年来，随着人口老龄化、器官移植、肿瘤放化疗、造血干细胞移植、超广谱抗生素应用、皮质类固醇激素应用以及各种导管介入治疗等，肺部真菌感染的发病率逐年上升，尤其是在白血病、艾滋病患者等高危人群中。

肺部真菌感染常继发于严重的原发病，症状、体征常无特异性，一般可有发热、畏寒、头痛、流涕、关节痛、肌痛等流感样症状；有的症状与细菌性肺炎难以区分，表现为发热、咳嗽、咳白色黏稠痰或黄脓痰等症状，肺部听诊可闻及湿性啰音，可伴有少至中量胸腔积液；有的表现为干咳、咯血、胸痛等呼吸道症状及午后低热、盗汗等"结核中毒症状"；有的是肿瘤样表现；有的合并肺脓肿、脓胸、肺栓塞、肺梗死等。

临床表现不典型，为诊断增加了一定的难度。除此之外，诊断的阻碍还包括难以获取合格的标本、危重病人难以承受能够明确诊断的侵入性检查、继发性感染常常呈双重感染或复合菌感染、实验室检查手动有限等，因此真菌性肺炎诊断必须综合宿主危险因素、临床表现、影像学改变和实验室检查等结果。

免疫学检测血清中细胞壁成分（1，3）-β-D-葡聚糖抗原检测（G试验）、半乳甘露聚糖抗原检测（GM试验）阳性有重要的辅助诊断价值。曲霉菌感染胸部CT可表现为"晕轮征""空气半月征"。肺隐球菌病多表现为结节或团块状阴影，占40%—60%，单发或多发，见于一侧或双侧肺野，常位于胸膜下，大小不一，直径1—10 cm，边缘光整，也可表现为模糊或有小毛刺。常有空洞形成比较光滑的洞壁，早期可在呈现结节性密度影中有均匀一致、非常规整的低密度区。结节或团块伴光整的低密度坏死或空洞对肺隐球菌肺病有重要的参考价值，特别是呈多发性时，此种征象多见于免疫机制健全的患者；肺实质浸润占20%—40%，单侧或双侧，与其他病原体肺炎难以区别，多见于免疫功能低下患者；弥漫性粟粒状阴影或肺间质性病变比较少见，可发生在急性呼吸窘迫综合征患者；胸腔积液较少见，一旦出现，抽取积液进行病原体检查有重要诊断意义。合格痰找到真菌菌丝有助于鉴别，合格痰、肺泡灌洗液培养出真菌可确诊，肺活检病理及mNGS找到真菌序列可确诊。

三、细菌性肺炎

细菌性肺炎是最常见的肺炎。不同病原微生物感染条件下有所不同。一般年轻人症状明显，老年人症状不典型。主要表现有畏寒、发热、咳嗽、咳痰、胸痛等。大叶性肺炎可在受凉、劳累后出现，畏寒、咳嗽、咳痰、发热，稽留热常见。

金黄色葡萄球菌肺炎常见于流感感染后等；铜绿假单胞菌感染是社区和医院获得性感染的常见病原体，尤其多见于医院获得性感染，铜绿假单胞菌感染的危险因素包括入住 ICU、烧伤、粒细胞缺乏、肺囊性纤维化、支气管扩张、侵袭性操作、留置导管或植入物、抗菌药物使用史等。感染源主要为铜绿假单胞菌感染患者、污染环境和物品等外源途径，亦可来自寄殖菌。社区获得性铜绿假单胞菌肺炎常继发于宿主免疫功能受损后，尤易发生于慢性支气管炎、支气管扩张、肺囊性纤维化等原有肺部慢性病变患者。铜绿假单胞菌是呼吸机相关肺炎的第 2 位病原体，也是不使用机械通气患者医院获得性肺炎的常见病原体，常发生于住院时间 ≥5 天后。X 线检查见两侧散在支气管肺炎伴结节渗出阴影，极少发生脓胸。老年人肺炎可以没有明显的临床表现，或仅表现为疲乏、食欲下降、低热、精神神经症状等。免疫缺陷患者发生肺炎时可表现为呼吸频率加快、活动后气急、呼吸困难等。

患者多有典型咳嗽、咳黄痰、发热症状，痰液多呈脓性。金色葡菌球菌肺炎较典型的痰为黄色脓性或脓血性痰，肺炎链球菌肺炎为铁锈色痰，肺炎克雷伯杆菌肺炎为砖红色黏冻样痰，铜绿假单胞菌肺炎呈淡绿色痰，厌氧菌感染痰常伴臭味，病毒感染出现重症肺炎或急性呼吸窘迫综合征时可出现血性水样痰。

根据肺炎部位的不同，早期纤维素性渗出引起的胸膜炎及胸膜疼痛的部位也有特征。如肺尖部病变可反射性引起肩臂部位疼痛，呼吸运动后可加剧。肺背段病灶可刺激后胸膜，出现腰背部疼痛，而下叶肺感染刺激横膈可出现上腹疼痛并向肩部放射。所以，发热伴腹痛时不能完全忽视肺部感染的可能。

　　患者罹患肺炎后，如果治疗不及时或存在细菌耐药，可出现一些并发症。常见的包括胸膜炎、脓胸、多浆膜腔积液、中耳炎、鼻窦炎、腹膜炎、关节炎等。体征一般表现为体温升高、急性热病容、颜面潮红、鼻翼翕动、发绀，可伴有呼吸急促或呼吸困难。重症患者可有神志改变，表现为神志谵妄或淡漠。胸部呼吸运动减弱，或呼吸急促出现三凹征；触觉语颤增强；听诊呼吸音减低、语音传导增强，病灶部位可出现管性呼吸音及吸气相湿啰音等，合并胸腔积液时叩诊浊音，呼吸音减低或消失，触觉语颤降低。胸膜炎早期可有胸膜摩擦感，听诊可闻及胸膜摩擦音。伴发小空洞时叩诊出现鼓音，大空洞时出现空嗡音。患者可有轻度黄疸、腹胀、上腹压痛等肺外体征。

　　实验室检查方面：白细胞总数可升高 $> 9 \times 10^{\circ}$ /L，中性粒细胞分类增高。病毒性肺炎白细胞不升或下降。C反应蛋白、PCT视肺内炎症反应程度而定，一般会有不同程度的升高。有呼吸道分泌物的尽量送检微生物检查，尽量在应用抗生素之前，送检的痰标本可用于涂片、细菌培养。对于发热患者，一般在发生寒战的时候抽取血液样本做血培养。影像学一般可表现为肺叶实变、局部改变、支气管周围渗出、胸腔积液等，其中金黄色葡萄球菌、铜绿假单胞菌、嗜酸杆菌、努卡菌可出现空洞。

四、病毒性肺炎

　　病毒性肺炎是由病毒侵犯肺实质而造成的肺部感染，常由上呼吸道病毒感染向下蔓延发展而引起，亦可由体内潜伏病毒复发或各种原因如输血、器官移植等引起病毒血症进而导致肺部病毒感染。其好发于冬春季节，暴发或散在流行，免疫低下患者全年均可发病。近年来，由于免疫抑制药物广泛应用，艾滋病患者等免疫损害人群逐年增多，单纯疱疹病毒、水痘-带状疱疹病毒、巨细胞病毒（CMV）引起的成人严重肺炎有所增加。

各种病毒感染起始症状各异。绝大部分患者先有咽痛、鼻塞、流涕、发热、头痛、干咳、全身酸痛等上呼吸道感染症状，与Cps肺炎较难鉴别。少数如SARS患者可急性起病，肺炎进展迅速。病变进一步向下发展成病毒性肺炎时，咳嗽多呈阵发性干咳，可伴气急、胸痛、持续高热。婴幼儿以及免疫受损患者病情多较严重，有持续的高热、剧烈咳嗽、血痰、心悸、气促、神志异常等，可伴休克、心力衰竭、氮质血症。由于肺泡间质和肺泡内水肿，严重者常会发生呼吸窘迫。流感病毒性肺炎常在急性流感症状尚未消散时，即出现咳嗽、少量白黏痰、胸闷、气急等症状。腺病毒性肺炎约半数以上病例尚有呕吐、腹胀、腹泻等消化道症状，一般认为可能与腺病毒在肠道内繁殖有关。呼吸道合胞病毒性肺炎绝大部分发生于2岁以下儿童，约2/3病例有一过性高热，阵发性连声剧咳、呼吸喘憋症状明显。皮肤偶可出现红色斑疹，肺部可闻及较多湿啰音和哮鸣音，亦可出现肺实变体征。水痘、麻疹性肺炎常先有特征性的皮疹。典型麻疹尚有口腔黏膜Koplik斑。麻疹并发麻疹病毒性肺炎时呼吸道症状持续加重，高热持续不退，肺部可闻及干湿啰音。水痘-带状疱疹病毒性肺炎多见于成年人。典型皮疹于躯干、四肢先后分批出现，发展极快，肺炎症状多发生于出疹后2—6天，亦可出现于出疹前或出疹后10天。

实验室检查：外周血白细胞计数一般正常，也可稍高或偏低。继发细菌感染时白细胞总数和中性粒细胞比例均增多。重症者常有淋巴细胞及血小板减少。血沉C反应蛋白多正常。痰涂片所见白细胞以单核细胞为主。痰培养常无致病菌生长。

胸部X线征象常与症状不相称，往往症状严重而无明显的X线表现。影像学表现一般以弥漫性双侧肺间质性改变为主，或多叶散在斑片样密度增高模糊影，病情严重者显示双肺弥漫性结节性浸润，亦有病灶融合呈大片样改变，伴局限性肺不张或肺气肿。胸部CT多表现为双肺弥漫磨玻璃样阴影。

在组织病理学上，病毒感染累及下呼吸道，引起气道上皮的广泛破坏，纤毛功能损害，黏膜坏死、溃疡形成，细支气管阻塞，并进而累及肺实质。单纯性多为细支气管及其周围炎和肺间质性炎症，肺泡间隔有大单核细胞和淋巴细胞浸润，肺泡水肿、透明膜形成，进而导致呼吸膜增厚，弥散距离增大。肺泡细胞和吞噬细胞内可见病毒包涵体。呼吸道合胞病毒、麻疹病毒、巨细胞病毒引起者，肺泡腔内尚可见散在的多核巨细胞。肺部病灶可为局灶性或弥漫性渗出，甚至实变。病变吸收后可遗留肺纤维化。

急性期和恢复期的双份血清，补体结合试验、中和试验或血清抑制试验抗体滴度增高4倍或以上有确诊意义。PCR检测有助于鉴别。合格痰、肺泡灌洗液mNGS找到病毒序列有助于诊断，但mNGS找到病毒序列并一定就是致病病原体，人体下呼吸道存在病毒定植，且病毒结构相对简单，容易破壁，mNGS检测敏感度非常高，如检测到病毒序列仍需结合患者宿主因素、症状、病毒抗体、PCR、胸部CT综合判断是否为致病病原体。

五、支原体肺炎

支原体肺炎是一种常见的呼吸道病原体，占各种肺炎的10%，可引起从轻度上呼吸道感染到严重非典型肺炎等不同严重程度的疾病。虽然很少致命，但肺炎支原体是急性呼吸道感染的重要原因，尤其是"非典型肺炎"的潜在病因。其多见于儿童、青年人群。据报道，根据血清血报告，肺炎支原体肺炎占成人社区获得性肺炎中的15%[20]，在住院儿童肺炎病例中占24%，社区获得性肺炎患儿的肺炎支原体感染率较高，血清学阳性率为27.4%[21]，其中，在5岁以下的儿童中并不常见，在5—15岁的学龄儿童中最为严重，在青春期后和成年后有所下降[22]。支原体肺炎与气候、季节、地理环境无明显相关。潜伏期2—3周，起病缓慢，约1/3病例无症状。

除呼吸道感染外，该生物体还可产生广泛的非肺部表现，包括神经、肝脏、心脏疾病、溶血性贫血、多关节炎和多形性红斑。中枢神经系统（CNS）表现是肺炎支原体感染最常见的肺外并发症，有时可能危及生命[23]。脑炎和脑膜脑炎[24]最常见的是多发性神经根炎和无菌性脑膜炎。通常在出现CNS症状之前会出现明显的呼吸道感染。在鉴别CNS表现患者时，尤其是与肺炎相关的患者时，应常规考虑肺炎支原体感染。在肺炎支原体感染患者中，25%可能有皮肤病表现，使其成为该感染常见的并发症之一[25]。肺炎支原体感染的血液学表现包括自身免疫性溶血性贫血、自身免疫性血小板减少和弥散性血管内凝血。其机制可能涉及与冷凝集素的交叉反应[26]。冷抗体形成是肺炎支原体感染后的一个众所周知的特征。支原体肺炎偶尔可引起严重的并发症，如噬血细胞综合征[27]。支原体肺炎合并胃肠道表现较为常见[26, 28]。约有25%的病例有胃肠道表现，表现为恶心、呕吐、腹痛、腹泻和食欲不振。胆汁淤积性肝炎和胰腺炎虽然罕见，但也可能发生。大多数病例报告表明，肺炎支原体感染的肝脏受累是胆汁淤积，而不是肝坏死。支原体引起的急性暴发性肝衰竭极为罕见。大约14%的支原体肺炎病例中，合并非特异性肌痛、关节痛和多关节病[26]，在疾病演变过程中可完全恢复；但它们可以持续很长时间。起源于支原体的多关节炎可模拟急性风湿热。与风湿热不同，支原体源性多关节炎通常伴有中度高血沉，且无中性粒细胞白细胞增多。与肺炎支原体相关的肾小球肾炎很少见，儿童中也仅出现少数病例。

肺炎支原体感染期间的肺外表现有时可能会掩盖呼吸系统的表现。多种肺外表现的存在是一个不祥的预后因素[29]。多达25%的肺炎支原体感染者在发病后的不同时间段，甚至在没有呼吸道疾病的情况下，可能出现肺外并发症。肺外表现可以在肺部表现之前、期间或之后出现，甚至可以在完全没有任何呼吸道症状的情况下出现。肺外[37]表现可在呼吸系统疾病发作后不少于3天出现，持续至呼吸系统疾病缓解后的2—3周。

肺炎支原体呼吸道疾病的临床表现通常与其他非典型病原体相似，尤其是肺炎衣原体、各种呼吸道病毒和细菌感染。肺炎支原体[30]也可能与其他病原体同时存在于呼吸道。

肺炎支原体可影响上呼吸道或下呼吸道或两者。症状通常在几天内逐渐出现，并可能持续数周或数月。发病初时典型的临床特征[26]包括发热、寒战、头痛、咽炎、咽痛、声音嘶哑、肌肉酸痛、食欲减退、恶心、呕吐。2—3天后出现明显的呼吸道症状，如阵发性刺激性咳嗽，咳少量黏痰或黏液脓性痰，有时痰中带血。在一般的病例中，急性发热期持续约1周，而咳嗽和乏力可能持续2周甚至更长时间。如果在病程早期开始使用抗生素，症状和体征的持续时间通常会缩短。热度恢复正常后尚可遗有咳嗽，伴胸骨下疼痛，但无胸痛。

肺炎支原体患者颈淋巴结可肿大，少数病例有斑丘疹、红斑或唇疱疹，胸部一般无明显异常体征，胸部听诊可显示散在或局限性的干啰音或呼气相喘息音。由于肺泡通常不受影响，除非肺不张广泛存在，否则啰音是相当罕见的，10%—15%病例发生少量胸腔积液。

实验室检查方面：白细胞总数常在正常范围内，但偶尔亦可升高。直接行库姆斯试验可显示阳性。Puljiz等人[31]报道，支原体组的咳嗽发生率较高。他们还报告了C反应蛋白（CRP）和天冬氨酸氨基转移酶（AST）水平在肺炎衣原体组优于肺炎支原体组。原因是肺炎衣原体侵入血液并扩散到不同器官，而肺炎支原体留在呼吸道上皮上，导致炎症反应较弱，CRP和AST值较低。

肺炎支原体肺炎的影像学表现极其多变，与多种肺部疾病的影像学表现相似。炎症反应引起间质性单核细胞炎症，影像学表现为肺门周围或下叶弥漫性网状支气管肺炎浸润，通常呈单侧分布，并伴有肺门腺病。约20%的病例可能发生双侧受累。Puljiz等人[31]的另一项研究发现，最常见的胸部X线异常是间质浸润，占90.48%，其次是肺泡浸润，占8.84%，胸腔积液13例，占8.84%。Takahito等人[32]在支原体和其他社区获得性肺炎患者之间的胸部CT回顾性研究中，发现肺炎支原体组最常见的异常是支气管壁增厚（P值<0.000 1）。支原体肺炎杆菌通过P1蛋白附着在纤毛上，并在呼吸上皮层繁殖，上皮纤毛附着导致支气管壁增厚。

培养肺炎支原体可以提供有关支原体生存能力和生物学特性的信息，用于抗菌药物敏感性测试以及评估治疗试验中的疗效，但是，培养的生长要求苛刻，营养要求高，生长缓慢，需观察10—30天或更长时间，对临床诊断帮助不大。血清学检测则很容易进行，通常是非特定性和回顾性的，它需要恢复期血清标本滴度增加4倍来显示血清转化率，虽然在临床急性诊断贡献不大，但是在流行病学研究中，它是确定暴发原因或感染流行率的最有用手段，急性和恢复期血清之间滴度的4倍上升仍然被认为是诊断急性肺炎支原体呼吸道感染的"金标准"。

呼吸道标本中肺炎支原体直接抗原检测的快速方法有直接免疫荧光、对流免疫电泳、免疫印迹、抗原捕获酶免疫分析，但所有这些检测都存在低灵敏度和与呼吸道中发现的其他支原体的交叉反应。

DNA探针可通过检测16 S rRNA基因来检测肺炎支原体，但成本高、敏感性和特异性低[33]，已被其他方法所取代。

聚合酶链反应（PCR）检测肺炎支原体感染阳性率明显高于培养法（灵敏度比普通培养法高10—100倍），也明显高于血清学和探针杂交法，且特异性也较强，与其他支原体无交叉反应，且不受口腔其他菌污染的干扰。PCR可在一天内完成检测程序，因此在发病后比血清学检测更快获得阳性结果的可能性。PCR也可以在组织病理学检查中检测支原体。由于以DNA为靶标的核酸扩增技术（NAATs）可以同时检测活菌和非活菌，因此利用逆转录酶PCR或核酸序列扩增技术检测RNA可能是鉴别生产性肺炎支原体感染的有效方法[34]。一般情况下，与血清学和培养学相比，基于分子的检测通常显示出同等或更高的急性感染检测灵敏度，但在支原体肺炎中，情况并非总是如此[35]。尽管PCR对肺炎支原体的检测具有很高的敏感性，但应始终进行血清学检测以区分急性和持续感染[28]。联合使用PCR和IgM[38]血清学是诊断儿童肺炎支原体呼吸道感染的有效方法，但在没有IgM反应的成人中可能不太适用，特别是在老年人中，这时就可能需要使用一种替代方法——PCR与IgA血清学的结合，结合这两种诊断模式可能有助于区分定植和活动性疾病。Loens等人[36]开发了一种实时多重核酸序列扩增（NASBA分析）技术，用于检测呼吸道标本中的肺炎支原体、肺炎衣原体和军团菌。

六、军团菌肺炎

军团菌肺炎是由军团杆菌引起的以肺炎表现为主，可能合并肺外其他系统损害的感染性疾病，是军团病（Legionnaires' disease，LD）的一种临床类型。军团菌肺炎于夏末秋初高发，男性发病多于女性，孕妇、老年、免疫功能低下者为高发人群，有着进展迅速、病死率高的特点。军团菌是一种需氧革兰阴性杆菌，广泛分布于温暖潮湿的环境，在天然水源、人工冷水、热水系统以及湿润的土壤中均可生长繁殖，且目前所发现的所有种类军团菌均可寄生于水生原生动物中，人类因吸入被污染的气溶胶而被感染。军团菌肺炎暴发流行多见于医院、旅馆、建筑工地等公共场所。军团菌肺炎患者的临床表现差异性很大，临床症状及胸部影像学表现均缺乏特异性，临床表现常为疲乏、无力、肌痛、畏寒、发热等，与鹦鹉热衣原体肺炎较为相似，本病早期常伴有消化道症状，约半数有腹痛、腹泻，多为水样便，神经症状亦较常见，如焦虑、神经迟钝、瞻妄，还有部分病人合并低钠血症等肺外表现，这些肺外表现可辅助诊断，但并非所有军团菌肺炎患者均有此表现，因此，经验性诊断存在一定困难，积极进行病原学检测才能避免漏诊。2016年，《中国成人社区获得性肺炎诊断和治疗指南》推荐在以下特定情况下进行军团菌筛查：群聚性发病；初始经验性治疗无效；重症社区获得性肺炎；影像学提示双侧胸腔积液、双肺多叶病灶；免疫缺陷患者；发病前2周内有外出旅行史[39]。Cunha[40]教授也建议不要盲目地对所有社区获得性肺炎患者进行军团菌检测，要在高度怀疑军团菌肺炎的基础上进行针对性检测。Cunha教授在1988年首先提出了WUH评分系统，该评分系统根据实验室检查指标及临床表现对军团菌肺炎的临床诊断加以指导，6项预测因子分别为：①体温＞38.9℃(伴有相对缓脉)；②血沉＞90 mm/h或C反应蛋白＞180 mg/L；③铁蛋白高于正常2倍；④低磷血症；⑤磷酸激酶升高＞2倍；⑥入院时镜下血尿。如有大于其中3项，则高度怀疑军团菌肺炎。我国相关指南同样推荐在特定情况下进行军团菌抗原检测[39]。目前，军团菌肺炎的检测方法如下：下呼吸道分泌物如痰、支气管肺泡灌洗液等标本中分离培养出菌株可确诊军团菌肺炎。但由于培养时间长、易被杂菌污染、生长条件苛刻等原因，临床培养阳性率并不高，且由于军团菌肺炎患者病程早期通常无痰，只有约50%的患者会产生脓性痰[41]，而支气管肺泡灌洗液需通过支气管镜检查获得，上述因素影响了军团菌的分离培养阳性率。军团菌血清抗体检测急性期及恢复期双份血清标本呈4倍或4倍以上变化时存在诊断学意义，分别达1：1288、1：64或更高。多数军团菌感染患者在感染后第3周左右才产生抗体，而Edelstein等[42]研究发现约25%经病原学培养证实的军团菌感染患者没有出现血清抗体升高，而且免疫抑制患者可能永久不会产生血清抗体。此外，血清军团菌抗体升高并非一定是军团菌感染，在肺炎的急性期，不同细菌交叉感染同样会使军团菌抗体滴度升高[43]。依据年龄、工作环境及性别的不同，1%—30%的健康受试者也可出现抗体滴度升高[43]，可能为既往隐性感染所致的携带状态。军团菌血清抗体滴度检测对流行病学调查及回顾性分析是有一定价值的，但对于早期诊断应用价值不高。抗原检测法（urinary antigen test，UAT）在军团菌肺炎的诊断上亦具有较高特异性，在欧美及日本得到了广泛的应用，目前美国及欧盟对军团病的诊断中，UAT的诊断占比分别为82%和97%[44, 45]。UAT的检测靶点是嗜肺军团菌细胞壁中的脂多糖[46]。多数患者在感染后2—3天尿抗原检测即可为阳性，在治疗后2—3个月转阴。ICT法目前已开发为快速、简便的指示卡形式，用于床旁检测，15分钟即可得出检测结果。经Meta分析，UAT诊断军团菌感染的敏感度为74%，特异度为99.1%[47]。UAT检测的敏感性受条件影响较大，重症军团菌肺炎检测阳性率85.7%，轻症患者检测阳性率仅为37.9%[48]。用于检测的尿液是否处于稀释状态对检测结果也有影响。虽然UAT检测便捷快速，但是由于目前应用的UAT检测仅针对嗜肺军团菌1型（Lp1）敏感，对于非Lp1型军团菌的敏感度低于50%，对mAb 3/1位点阴性的Lp1假阴性率约27%，若仅依靠UAT进行诊断，也可造成漏诊。丹麦的研究表明，所有非Lp1型感染患者的病死率高于Lp1型感染患者，这可能与UAT的血清型检测限制导致诊断治疗延迟有关[49]。PCR技术在检测军团菌方面技术已较成熟，是诊断军团菌感染的可靠工具。这种检测手段并不局限于Lp1型军团菌，理论上可检测所有种类的军团菌，对于军团病早期诊断上具有重要价值，且患者经过合适的抗菌药物治疗后，PCR扩增强度会明显减弱至转阴，这对临床上观察病程进展及指导治疗具有重要意义[50]。近年来，针对军团菌检测技术的研究在不断发展，mNGS在临床病原学检测方面得到应用，它不仅可以确诊军团菌，同时可以对军团菌肺炎患者可能同时存在多种细菌混合感染进行检测[51]。

参考文献

［1］ Korzeniewska-Kosela M，Krysl J，Müller N，et al. Tuberculosis in young adults and the elderly：a prospective comparison study［J］. Chest，1994，106（1）：28-32.

［2］ Bass Jr J B，Farer L S，Hopewell P C，et al. Diagnostic standards and classification of tuberculosis［J］. American Journal of Respiratory and Critical

Care Medicine, 1990, 142 (3): 725-735.

［3］ Wallgren A. The time-table of tuberculosis［J］. Tubercle, 1948, 29 (11): 245-251.

［4］ Hopewell P C. A clinical view of tuberculosis［J］. Radiologic clinics of North America, 1995, 33 (4): 641-653.

［5］ Telzak E E. Tuberculosis and human immunodeficiency virus infection［J］. Med Clin N Am, 1997, 81: 345-360.

［6］ Lintin S N, Isaac P A. Miliary tuberculosis presenting as adult respiratory distress syndrome［J］. Intensive care medicine, 1988, 14 (6): 672-674.

［7］ Pineda P R, Leung A, Muller N L, et al. Intrathoracic paediatric tuberculosis: a report of 202 cases［J］. Tubercle and Lung Disease, 1993, 74 (4): 261-266.

［8］ Starke J R. Tuberculosis in children［J］. Prim Care, 1996; 23: 861-881.

［9］ Abernathy R S. Tuberculosis: an update. Pediatr Rev, 1997, 18: 50-58.

［10］ Liaw Y, Yang P, Yu C, et al. Clinical spectrum of tuberculosis in older patients ［J］. J Am Geriatr Soc, 1995, 43: 256-260.

［11］ Couser Jr J I, Glassroth J. Tuberculosis: an epidemic in older adults［J］. Clinics in chest medicine, 1993, 14 (3): 491-499.

［12］ Woodring J H, Vandiviere H M, Fried A M, et al. Update: the radiographic features of pulmonary tuberculosis［J］. American journal of roentgenology, 1986, 146 (3): 497-506.

［13］ Miller W T, Miller Jr W T. Tuberculosis in the normal host: radiological findings［C］//Seminars in roentgenology. WB Saunders, 1993, 28 (2): 109-118.

［14］ Hadlock F P, Park S K, Awe R J, et al. Unusual radiographic findings in adult pulmonary tuberculosis［J］. American Journal of Roentgenology, 1980, 134 (5): 1015-1018.

［15］ Im J G, Itoh H, Han M C. CT of pulmonary tuberculosis［C］//Seminars in

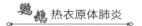
Ultrasound, CT and MRI. WB Saunders, 1995, 16(5): 420-434.

[16] Itoh H, Tokunaga S, Asamoto H, et al. Radiologic-pathologic correlations of small lung nodules with special reference to peribronchiolar nodules[J]. American Journal of Roentgenology, 1978, 130(2): 223-231.

[17] Moon W K, Im J G, Yeon K M, et al. Tuberculosis of the central airways: CT findings of active and fibrotic disease[J]. AJR. American journal of roentgenology, 1997, 169(3): 649-653.

[18] Kim Y, Lee K S, Yoon J H, et al. Tuberculosis of the trachea and main bronchi: CT findings in 17 patients[J]. AJR. American journal of roentgenology, 1997, 168(4): 1051-1056.

[19] Centers for Disease Control and Prevention. Guidelines for preventing the transmission of Mycobacterium tuberculosis in health-care facilities, 1994[J]. MMWr, 1994, 43(13): 1-132.

[20] Bansal S, Kashyap S, Pal LS, et al. clinical and bacteriological profile of community acquired pneumonia in Shimla, Himachal Pradesh[J]. Indian J Chest Dis Allied Sci, 2004, 46: 17-22.

[21] Chaudhry R, Nazima N, Dhawan B, et al. Prevalence of Mycoplasma pneumoniae and chlamydia pneumoniae in children with community acquired pneumonia[J]. Indian J Pediatr, 1998, 65: 717-21.

[22] Foy HM, Grayston JT, Kenny GE. Epidemiology of Mycoplasma pneumoniae infection in families[J]. JAMA, 1966, 197: 859-66.

[23] Leonardi S, Pavone P, Rotolo N, et al. Stroke in two children with Mycoplasma pneumoniae infection: A casual or causal relationship?[J]. Pediatr Infect Dis J, 2005, 24: 843-5.

[24] Guleria R, Nisar N, Chawla TC, et al. Mycoplasma pneumoniae and central nervous system complications: A review[J]. J Lab Clin Med, 2005, 146: 55-63.

[25] Sánchez-Vargas FM, Gómez-Duarte OG. Review Mycoplasma pneumoniae:

An emerging extra-pulmonary pathogen[J]. Clin Microbiol Infect, 2008, 14: 105-15.

[26] Vervloet LA, Marguet C, Camargos PA. Infection by Mycoplasma pneumoniae and its importance as an etiological agent in childhood community acquired pneumonias[J]. Braz J Infect Dis, 2007, 11: 507-14.

[27] Josef D. Schwarzmeier: A potentially fatal complication of Mycoplasma pneumoniae infection: The hemophagocytic syndrome[J]. Respiration, 2002, 69: 14-5.

[28] Jayantha UK. Mycoplasma pneumoniae infection in Sri Lanka[J]. Sri Lanka J Child Health, 2007, 36: 43-7.

[29] Koletsky RJ, Weinstein AJ. Fulminant Mycoplasma pneumoniae infection: Report of a fatal case and a review of the literature[J]. Am Rev Respir Dis 1980; 122: 491-6.

[30] Ferwerda A, Moll HA, de Groot R. Respiratory tract infections by Mycoplasma pneumoniae in children: A review of diagnostic and therapeutic measures[J]. Eur J Pediatr, 2001, 160: 483-91.

[31] Puljiz I, Kuzman I, Dakovic-Rode O, et al. Chlamydia pneumonia and Mycoplasma pneumoniae pneumonia: Comparison of clinical, epidemiological characteristics and laboratory profilesm[J]. Epidemiol Infect, 2006, 134: 548-55.

[32] Nei T, Yamano Y, Sakai F, et al. Mycoplasma pneumoniae pneumonia: Differential diagnosis by computerized tomography[J]. Intern Med, 2007, 46: 1083-7.

[33] Andreu LM, Molinos AS, Fernandez RG, et al. Serologic diagnosis of Mycoplasma pneumoniae infections[J]. Enferm Infect Microbiol Clin, 2006, 24: 19-23.

[34] Loens K, Ursi D, Goossens H, et al. Molecular diagnosis of Mycoplasma pneumoniae respiratory tract infections[J]. J Clin Microbiol, 2003, 41:

4915-23.

[35] Michelow IC, Olsen K, Lozano J, et al. Diagnostic utility and clinical significance of naso- and oro- pharyngeal samples used in a PCR assay to diagnosis Mycoplasma pneumoniae infection in children with community acquired pneumonia[J]. J Clin Microbiol, 2004, 42: 3339-41.

[36] Loens K, Beck T, Ursi D, et al. Development of real-time multiplex nucleic acid sequence based amplification for detection of M.pneumoniae, C.pneumoniae and Legionella species in respiratory specimens[J]. J Clin Microbiol, 2008, 46: 185-91.

[37] Waites KB, Talkington DF. Mycoplasma pneumoniae and its role as a human pathogen[J]. Clin Microbiol Rev, 2004, 17: 697-728.

[38] Atkinson TP, Balish MF, Waites KB. Epidemiology, clinical manifestations, pathogenesis and laboratory detection of Mycoplasma pneumoniae infections [J]. FEMS Microbiol Rev, 2008, 32: 956-73.

[39] 中华医学会呼吸病学分会.中国成人社区获得性肺炎诊断和治疗指南(2016年版)[J].中华结核和呼吸杂志, 2016, 39(4): 253-279.

[40] Cunha C B, Cunha B A. Antimicrobial therapy for Legionnaire's disease: antibiotic stewardship implications[J]. Infectious Disease Clinics, 2017, 31 (1): 179-191.

[41] Cunha B A, Burillo A, Bouza E. Legionnaires' disease[J]. The Lancet, 2016, 387(10016): 376-385.

[42] Edelstein P H, Meyer R D, Finegold S M. Laboratory diagnosis of Legionnaires' disease[J]. American Review of Respiratory Disease, 1980, 121(2): 317-327.

[43] Mercante J W, Winchell J M. Current and emerging Legionella diagnostics for laboratory and outbreak investigations[J]. Clinical microbiology reviews, 2015, 28(1): 95-133.

[44] Centers for Disease Control and Prevention. Legionellosis—United States,

2000–2009［J］. Morbidity and mortality weekly report, 2011, 60（32）: 1083–1086.

［45］Beauté J, Zucs P, De Jong B. Legionnaires' disease in Europe, 2009–2010［J］. Eurosurveillance, 2013, 18（10）: 20 417.

［46］Jarraud S, Descours G, Ginevra C, et al. Identification of Legionella in clinical samples［M］//Legionella. Humana Press, Totowa, NJ, 2013: 27–56.

［47］Shimada T, Noguchi Y, Jackson J L, et al. Systematic review and metaanalysis: urinary antigen tests for Legionellosis［J］. Chest, 2009, 136（6）: 1576–1585.

［48］Blazquez R M, Espinosa F J, Martinez-Toldos C M, et al. Sensitivity of urinary antigen test in relation to clinical severity in a large outbreak of Legionella pneumonia in Spain［J］. European Journal of Clinical Microbiology and Infectious Diseases, 2005, 24（7）: 488–491.

［49］St-Martin G, Uldum S, Mølbak K. Incidence and prognostic factors for Legionnaires' disease in Denmark 1993–2006［J］. International Scholarly Research Notices, 2013.

［50］Korosec P, Silar M, Erzen R, et al. The influence of antimicrobial therapy on the sensitivity of Legionella PCR［J］. Scandinavian journal of infectious diseases, 2006, 38（10）: 925–928.

［51］Mizrahi H, Peretz A, Lesnik R, et al. Comparison of sputum microbiome of legionellosis-associated patients and other pneumonia patients: indications for polybacterial infections［J］. Scientific reports, 2017, 7（1）: 1–11.

第九章

诊断标准

鹦鹉热衣原体肺炎的诊断主要根据临床症状、体征、影像学表现、辅助实验室检查等，由于该病临床表现无明显特征性，易误诊成肺部感染，或不明原因的发热，临床上诊断鹦鹉热衣原体肺炎须排除上述疾病，一项观察性研究[1]的荟萃分析中发现约1%的社区获得性肺炎由鹦鹉热衣原体所引起，可能由于鹦鹉热衣原体肺炎缺乏常规检测和常用诊断方法敏感性和特异性的不同，鹦鹉热衣原体肺炎准确的发病率和患病率难以确定[2, 3]，因此，明确鹦鹉热衣原体肺炎的诊断标准，对于提高诊断率意义重大。

一、临床诊断标准

1. 临床症状

鹦鹉热衣原体肺炎患者临床表现为发热、寒战、头痛、咳嗽（多以干咳为主）、咽痛、胃肠道症状等，严重者可出现重症肺炎、心内膜炎、黄疸和神经系统并发症[4, 5]。

鹦鹉热衣原体肺炎的临床表现呈现多样化，无特异性，临床工作者很难第一时间考虑鹦鹉热衣原体肺炎。但仍然有一部分症状在鹦鹉热衣原体肺炎患者中是较常见的，医生须将其与鹦鹉热衣原体肺炎联系起来。此外，有一部分症状相对罕见，甚至为非呼吸道症状，医生也不可将其忽视。Allen P[36]对1972年1月1日至1986年3月31日墨尔本费尔菲尔德医院收治的135例经血清学确诊的鹦鹉热衣原体肺炎病例进行回顾性分析，发现大部分病例（80%）起病急，所有病例均出现发烧，前24小时的平均体温为39.1℃。89%的病例有明显的出汗，75%的病例出现肌肉痛，87%的病例出现头痛，通常在发病的前几天出现，持续一周左右，症状较重，一周后症状逐步减轻。大部分病例（82%）表现为呼吸道症状，其中以咳嗽（78%）最为常见，它的症状一般较轻微，并且大多数患者的显著特征是咳嗽延迟发作，通常在发病第五天或更晚才出现，大部分患者多为干咳，痰量极少。24%的患者出现呼吸困难。20%的患者在病程中出现腹泻，使用青霉素、阿莫西林、复方磺胺甲恶唑片（复方新诺明）等无效。极少数患者（20余例）出现喉咙痛。

2. 既往史

患者既往有鸟禽类动物接触史，如鹦鹉（特别是鹦鹉、长尾小鹦鹉和圆锥鹦鹉）、家禽、鸽子等，或吸入疫鸟鼻腔分泌物的气溶胶和粪便或羽毛的粉尘[6, 7]。与鸟类的接触似乎是该疾病的主要风险因素[8-12]，风险最大的包括那些通过娱乐或职业接触鸟类的人，如宠物鸟主人和饲养者、宠物商店员工、动物园员工、家禽工人、兽医、诊断实验室人员和野生动物工作者[13-35]。在Allen P[36]的研究中，135例确诊的鹦鹉热衣原体肺炎患者中，85%既往有直接或间接禽类接触史，仅15%否认接触过禽类。并非所有患者都能回忆起曾接触过禽类，所以临床症状符合的患者应考虑感染鹦鹉热衣原体肺炎。

3. 影像学

胸片或胸部CT异常，表现为某一肺叶炎症渗出和实变。

4. 其他

发病年龄从少年至老年，但好发于中年，男性多于女性，约为 2：1[36]，这可能与中年男性从事与禽类接触方面的工作相关。

总之，通过上述特征，鹦鹉热衣原体肺炎在早期是可识别的，临床医生可相应作出初步诊断。典型的鹦鹉热衣原体肺炎患者急性起病，伴有高热、寒战，有明显的头痛和肌肉痛，咳嗽与典型的细菌性肺炎不同，通常出现得晚，而且基本不产生痰。胸部体查可闻及啰音，胸部 X 光片通常有异常。患者通常存在鸟类接触史。

二、实验室检查

根据美国疾病控制与预防中心（CDC）的病例定义，出现与鹦鹉热衣原体肺炎相一致的疾病时，可通过以下任何一种情况确诊：从呼吸道分泌物中分离鹦鹉螺；间隔 2 周收集的急性和恢复期血清样本的抗体滴度增加 4 倍或以上（用补体固定法或微免疫荧光法检测），达到大于或等于 1：32 的滴度。

1. 病原体的分离和培养

从临床标本（痰液、肺泡灌洗液、血液）中分离培养出鹦鹉热衣原体可获得可靠的诊断，但值得一提的是鹦鹉热衣原体培养困难且危险，具有高度传染性，需要三级实验室隔离设施。诊断通常不采用此方法[37-39]。

2. 血清学检查

血清学检查仍然是鹦鹉热衣原体感染最广泛的实验室诊断方法，补体结合试验（CF）、微免疫荧光（MIF）和酶免疫分析法（EIA）是最常用的技术。

（1）CF是传统的诊断鹦鹉热衣原体肺炎的方法，既往最广泛使用的是属特异性补体结合试验，直到20年前肺炎衣原体被认为是一个独立的物种。血清样本中存在的对测试抗原有活性的抗体可以修复补体，防止随后加入的红细胞发生溶血。使用的抗原是固定在所有衣原体外膜上的脂多糖，包括鹦鹉热衣原体和肺炎衣原体，因此CF检测无法区分这两个衣原体，CF也无法区分IgM和IgG升高。

（2）血清特异性抗体检测，包括免疫荧光试验（IF）、酶联免疫吸附试验（ELISA）、间接血凝试验和被动凝集试验等。急性期IgM抗体和恢复期IgG抗体滴度呈4倍或以上增高对于非典型病原体肺炎具有诊断意义，即IgG≥1∶512和（或）IgM≥1∶32，初期单份血清高效价亦提示存在非典型病原体肺炎感染。

既往鹦鹉热衣原体肺炎的诊断是基于临床表现和使用MIF与配对血清的阳性血清学结果共同诊断的。MIF的引入显著提高了血清学诊断的敏感性和特异性[12]，一些鹦鹉热被回顾性地归因于肺炎衣原体[40-44]。MIF通常比CF更敏感和特异[45]，MIF和CF的主要区别在于前者使用的是种特异性的衣原体表面抗原，而后者使用的是属特异性的脂多糖。表面抗原点在载玻片上，首先暴露于测试血清，然后是抗人（IgG、IgM和IgA）荧光素标记的免疫球蛋白，然后检查荧光活性。在改进CF的同时，物种之间的交叉反应仍然是MIF的一个重要问题，因此，当滴度低于1∶128时，需谨慎参考该结果，并且该测试依赖于操作员的经验，经验不足的操作员所得的结果误差较大。此外，若需要得到更加准确的结果，则需要真正的急性期（在症状出现时获得）和恢复期（理想情况下在2—4周后进行）的标本进行检测。此外，如果已经使用了抗生素，抗体反应可能会延迟或减弱，因此应该考虑在急性标本后4—6周再取第三个血清标本进行检测，并且所有血清学检测应在一个实验室同时进行，以确保结果的一致性。

尽管如此，MIF已成为血清诊断的金标准。一项比较CF和MIF的早期研究表明，在排除类风湿因子阳性患者后，MIF的单个阳性IgM对鹦鹉热衣原体具有高特异性，但敏感性较差（19%）[12]。在大多数情况下，诊断依赖于IgG滴度增加的重复血清样本。但MIF仍是目前国际上标准且最常用的衣原体血清学诊断方法。市面上有使用脂多糖（与CF一样）的商业EIA试剂盒，虽然它们不能区分鹦鹉热衣原体和肺炎衣原体感染，但它们已被证明在对鹦鹉热衣原体和肺炎衣原体感染的敏感性方面与MIF相当[46]。一个合理的方法是使用EIA作为筛选测试，再对阳性标本进行MIF作为进一步的检测以确定衣原体的种类。

（3）致病原抗原检测对早期快速诊断有重要意义，使用ELISA对呼吸道样本（痰液、咽拭子等）检测衣原体抗原。从痰或咽拭子中分离出的病原菌，根据其在透射电子显微镜下的特征形态和用属种特异性单抗进行血清学分型，可被异硫氰酸荧光素（FITC）-抗衣原体脂多糖（LPS）的属特异性单抗直接免疫荧光染色但不可被种特异性抗沙眼衣原体单抗或种特异性肺炎衣原体单抗直接免疫荧光染色的病原体，鉴定为鹦鹉热衣原体[47]。

血清学的两个主要缺点是，即使使用更新的技术，仍存在与相关物种交叉反应的问题[48]，以及在大多数情况下，需要花费时间在等待恢复期样本上，这会导致诊断的延迟。所以，尽管血清学检测比分子检测更常用、有效，但由于这种方法固有的局限性，其结果往往是模棱两可的，且主观性较强，容易误导诊断，但是，血清学检测可被视为一种支持性检测，用以补充如核酸检测等其他更可靠的检测结果[49]。

3. PCR

最近，涉及核酸扩增的分子检测，在可靠性和可操作性方面都有了提高[49-54]。应用分子生物学技术对临床标本进行鹦鹉热衣原体DNA检测，对早期快速诊断有重要意义。虽然在实验室之外无法作为常规检测手段，但PCR技术已在疫情暴发中使用了数年，它可以作出快速、具体的诊断，这在严重感染中尤其重要[55-56]。合适的人体标本包括痰液和支气管肺泡灌洗，也包括血液和其他组织，由于适当的样本采集技术和处理对获得准确的检测结果至关重要，应向检测的临床实验室提交样本的具体情况。PCR敏感性和特异性均很高。目前已开发了多重实时聚合酶链反应方法检测鹦鹉热衣原体[57-59]。该方法可以快速、特异地鉴定病原体，同时行基因分型，但缺点是仅在急性期时灵敏度高。与血清学检测相比，PCR具有消除与其他物种交叉反应的优势，并有助于详细的流行病学调查。但值得注意的是，任何诊断实验均应结合患者的病史、临床表现和治疗反应。

目前，已经开发了包括实时PCR、嵌套PCR和多重PCR在内的多种技术；已经试验了使用了靶向OmpA和包涵膜蛋白A（IncA）基因的引物[50-60]。除了诊断之外，实时荧光定量PCR（RT-PCR）还可以对感染单位进行定量[60]。

Bernard J等人[57]建立了一种TaqMan实时荧光定量PCR技术，应用于鹦鹉衣原体和肺炎衣原体的检测以及相互鉴别，该方法分析的结果与以前测试的人类临床标本的结果显示100%的一致性。鹦鹉衣原体和肺炎衣原体是引起人类衣原体呼吸道感染的两种最常见原因，传统的诊断方法依赖于血清学检测，存在很大的局限性，这也使得鹦鹉热衣原体感染和肺炎衣原体感染所造成的社会负担可能被低估。这两种生物都需要细胞内生长，并且与衣原体科其他物种密切相关，如沙眼衣原体和流产衣原体[61-63]。目前已被用于诊断鹦鹉热衣原体和肺炎衣原体感染的方法包括CF、MIF、OmpA测序、限制性片段长度多态性分析和实时荧光定量PCR[61, 64-66]。但这些方法存在许多缺点，如培养费时、血清学存在特异性问题，并需要成对的急性血清和恢复期血清，因此，如果不将测试结果结合临床特征和患病禽类接触史等一起考虑，这两种方法都不适用于急性感染的诊断和治疗[65, 67]。此外，由于通常用于诊断感染的血清学试验的交叉反应，难以区分鹦鹉热衣原体和肺炎衣原体感染[66]。用于检测这两种病原体的实时聚合酶链式反应在诊断实验室中并不广泛使用，而且根据最新更新的指南，其仍未被视为诊断人类鹦鹉衣原体肺炎热病例的确疹试验[66]。最近，mNGS的快速发展产生了大量高质量的基因组数据，使得设计有针对性的诊断测试能够可靠地区分这两个物种。Voigt等人对衣原体科基因组进行的比较分析显示，至少有13个鹦鹉热衣原体物种特异性基因[63]。然而，全基因组序列不断被添加到公共数据库中，包括许多衣原体科基因组。对Genbank（NCBI）中所有公开可用的衣原体科基因组进行了更新分析，确保Voigt等人之前确定的物种特异性基因确实具有特异性，并出现在更多可用基因组中[62, 63, 68, 69]。基于这一生物信息学分析，Bernard J等人针对一种仅存在于鹦鹉热衣原体中的特定蛋白质（CPSIT_RS01985，以前报告为CPSIT_0429），开发一种新的5'端水解（TaqMan®）实时荧光定量PCR分析方法。该分析优化了多重实时荧光定量PCR反应的性能，具有同时检测肺炎衣原体和人类RNaseP的良好特征分析，后者的目标包括控制样本质量和成功提取核酸[70, 71]。这种快速、可靠和方便的方法允许在人类临床标本中早期识别这两种呼吸道病原体，并可能有助于人类感染的诊断和疫情调查。这种多重检测方法可能有助于这些重要呼吸道病原体的监测和快速发现疫情。

关于流行病学调查，最近开发的能够详细区分基因类型的方法包括实时聚合酶链式反应[72]、DNA 微阵列分析（使用来自 OmpA 基因可变区 2 和 4 的 35 个杂交探针）[73]和多位点可变数目串联重复分析[74]。

三、mNGS

鹦鹉热衣原体的常规检验方法包括微生物培养、血清学检验和分子生物学检验。微生物培养耗时长、风险高，且要求其培养必须在 P3 级实验室进行[37]，鹦鹉热衣原体的分离培养效率低，而且对实验室人员有危害[58]。血清学特异 IgM 抗体滴度检验需要急性期和恢复期的双份血清标本进行抗体滴度比较，以 2 次滴度增高 4 倍有诊断价值，但耗时较长并有属内交叉免疫，对急性期病例的诊断价值有限[50, 75, 76]。分子生物学聚合酶链式反应（PCR）的检测速度快、特异性高，目前也已开发了多重实时聚合酶链反应方法检测鹦鹉热衣原体[57-59]，该方法不仅可以快速、特异地鉴定病原体，同时还能进行基因分型，但此方法仅在专门实验室进行，国内微生物实验室未常规开展多重实时聚合酶链反应方法，特别是基层医院，对鹦鹉执衣原体的 PCR 检测开展更是不多，仅在临床怀疑为鹦鹉热衣原体肺炎时送检，导致临床对鹦鹉热衣原体肺炎的确诊困难。由于鹦鹉热的非特异性症状和常规检测方法，缺乏特异性和敏感性，其流行病学和发病率难以确定，并且很容易被低估、误诊、漏诊和延误治疗[59]。

基因组测序通过提供来自微升体积临床样本的微生物基因组的非培养评估[77, 78]，为复杂感染的诊断带来了希望。虽然大多数 mNGS

已被开发用于分析无菌液体或培养的细菌分离株，在呼吸标本中存在的共生菌群的复杂背景中，识别病原体的能力有限[79, 81]。但最近的研究强调了mNGS在复杂感染的快速和可操作诊断中的应用[79, 82-84]。

随着mNGS的发展，现可以快速、准确地检测不同标本中的多种病原体，包括难以培养的不典型病原菌、病毒、真菌等[85]，为快速诊断提供了方法。它在速度和灵敏度方面均具有优势。mNGS检测病原体范围广，特别适用于缺乏疑似致病微生物时使用[86]。与传统细菌培养不同，mNGS通过去除人类基因，然后对微生物群落进行扩增和测序。它具有广覆盖和无定向的特点，提供了相对丰富和多样性的微生物群落的综合分析。此外，mNGS受先前抗生素暴露的影响较小，对于复杂感染性疾病病原体的检测是一种非常有前景的方法[87-89]。研究表明，在机械通气患者的气管抽吸物中，对重症肺炎病原菌进行宏基因组鉴定是可行和准确的[90]，目前已被广泛应用于下呼吸道感染的诊断中。mNGS结果回报时间上也是较快的，在医院mNGS的结果一般可在48—72小时获得，相较于常规的呼吸道标本5—7天的培养时间，已经是非常之快了，而且许多培养的结果未必是阳性的。

关于mNGS在下呼吸道感染的应用，Charles Langelier等人[86]给出了详细的解释。下呼吸道感染是世界范围内感染性疾病相关死亡的主要原因[91-93]，每年导致的死亡人数超过任何其他传染病类别，造成这一情况的原因是抗生素耐药性导致的治疗失败率上升和现有诊断方法识别呼吸道病原体的能力有限[94-95]。例如，即使采用最好的临床诊断方法，由于培养的敏感性低、时间要求短，以及血清学和PCR检测的微生物数量有限，在社区获得性肺炎成人患者中，也只能检测到一种致病病原体[94-96]。因此，由于现有微生物检测的局限性，诊断仍然具有挑战性，在危重患者中，类似于下呼吸道感染的非感染性炎症综合征进一步使诊断复杂化。为了满足改善下呼吸道感染诊断的需要，他们对92例急性呼吸衰竭成人气管抽吸物进行了mNGS检测，以此诊断呼吸道感染性疾病，同时评估了病原体、气道微生物组和宿主转录组。在单一测试中预测下呼吸道感染并确定疾病病因。他们发现宿主/病原体mNGS能准确检测急性呼吸衰竭患者的下呼吸道感染，并能对病因不明的病例提供微生物学诊断。mNGS可检出临床诊断无法识别的病原体，这项能力是众多其他检查无法比拟的，在对医院获得性肺炎患者给予利奈唑胺、唑曲酮和甲硝唑经验性治疗后，下呼吸道培养结果为阴性，但mNGS检测出了C型流感病毒，这在大多数临床多重病毒PCR检测中无法获得。值得注意的是，尽管研究地点采取了严格的预防呼吸道接触政策，但仍有12%的受试者被发现存在未被检测到的潜在传染性呼吸道病毒，这一发现表明mNGS在医院感染控制方面具有潜在价值。一些病例也强调了mNGS增强抗生素管理的潜力，它可大幅度减少多种抗生素的使用。重症感染患者通常会被转入重症监护室中治疗，这就使得很难区分传染性和非传染性急性呼吸道疾病。mNGS的一个主要优点是，可以同时评估所有潜在的感染因子，从而避免了对每个关注的不同病原体进行多次单独检测的需要。宿主/微生物mNGS的一些局限性也是明显的，包括在无下呼吸道感染组中流感嗜血杆菌和肺炎链球菌等病原体的假阳性检测，以及在包括诊断为 α-1抗胰蛋白酶缺乏相关肺部疾病的患者的受试者中宿主反应指标的假阳性。

近年来，许多研究将mNGS用于诊断肺部感染中的不典型病原体，如耶氏肺孢子菌、军团菌等[97、98]，但尚无mNGS检测鹦鹉热衣原体肺炎的大规模研究，且没有统一的判断标准。

骆煜等人[99]通过mNGS成功确诊了2019年2月至2020年4月由

复旦大学附属中山医院感染科收治的5例鹦鹉热衣原体肺炎感染患者，5例患者以高热、咳嗽为主要表现起病，均有鸟类或家禽接触史，白细胞基本正常，中性粒细胞轻度升高，高敏CRP和血沉明显升高，胸部CT表现为某一肺叶炎症渗出和实变，严重者出现呼吸衰竭，应用多种抗菌药物治疗效果不佳。呼吸道样本（痰、肺泡灌洗液、肺组织）通过mNGS检测出鹦鹉热衣原体核酸序列，结合临床表现及接触史以明确诊断。及时调整以四环素类药物为基础的治疗方案后，患者病情好转，缩短了鹦鹉热衣原体肺炎的诊断时间和病程，减少不必要抗菌药物的使用。由此可见，mNGS用于诊断鹦鹉热衣原体肺炎具有重要意义，特别适用于肺部感染病原体不明的人群，及时使用合适的抗菌药物治疗效果良好。

标本取材时，肺泡灌洗液标本相较于痰标本，质量会更高，因为BALF无口腔定植菌的污染和干扰，还可以识别是否合并其他细菌、病毒等感染。一项研究[99]通过检测不同呼吸道标本发现，肺泡灌洗液较痰标本中鹦鹉热衣原体的序列数多，且没有口腔定植菌的干扰，说明肺泡灌洗液是一种较好的呼吸道标本类型。

对于重症肺炎患者，临床上可获得的标本有限，可能无法配合取得阳性率高的标本，因此，气道抽吸物中仅检出少量鹦鹉热衣原体序列，但对于该疾病仍有重要的诊断价值，起初未引起医生足够的重视。由于既往研究未发现呼吸道标本存在鹦鹉热衣原体的污染或作为背景菌[85]，所以一旦检出其序列就需要考虑鹦鹉热的可能，结合接触史、临床表现及影像学检查可明确诊断。Miao Q[85]的研究中，1例患者通过mNGS检出鹦鹉热衣原体核酸序列数仅为7，依旧被确诊。此外，对于重症病人通过mNGS还可以识别是否合并其他细菌、病毒等感染[100]。

四、关于鹦鹉热衣原体肺炎诊断方面的体会

1. 危险因素

与鸟类或家禽的接触是鹦鹉热衣原体肺炎的主要危险因素，有文献报道，在1136例患者中，72%的患者曾养过宠物或在家养环境下接触过鸟类或禽类，6%有野生鸟类接触史，12%为家禽工作人员，只有10%的人无确切相关接触史[101, 102]。除了鹦鹉，家禽也是鹦鹉热衣原体重要的感染源，1项研究发现在中国西北市售的鸡、鸭和鸽子中鹦鹉热衣原体的血清阳性率分别为13.3%、38.9%和31.1%[103]。有学者对5例确诊病例进行回顾性分析时也发现5例患者均存在近期接触史，其中4例有家禽（鸡、鸭、鹅）的暴露史。所以，对于有鸟类或家禽接触史的患者，需警惕不典型病原体感染的可能，特别是鹦鹉热衣原体。

2. 既往史

询问患者既往是否有鸟类直接或间接接触史对诊断鹦鹉热有重要参考意义，但并非所有案例都是如此。John Mair-Jenkins[7]研究了英国一群无鸟类接触或极少接触的上班族中暴发的鹦鹉热衣原体肺炎，6人中有4人通过血清学试验和PCR确诊。在确诊后被明确询问了是否有接触鸟类、羽毛或鸟粪的情况，只有1例患者报告了大约在呼吸道症状出现前一周，他的家人使用长柄园艺工具处理一只死鸽子，他可能存在间接接触，而其他3例患者报告称，在上班前28天内或其他任何地方都没有接触鸟类、羽毛或鸟粪。鹦鹉热衣原体肺炎通常不被列入社区获得性肺炎的鉴别诊断选项里，诊断延迟可能导致抗生素治疗不理想[104]，会延长患者的住院时间和加重医疗费用，并对公共卫

生监测和疫情应对产生负面影响[105]。调查不明原因肺炎暴发的标准可能有助于避免未来调查的一些局限性。然而，即使很少或没有鸟类接触，临床医生仍然需要意识到严重下呼吸道感染中人类鹦鹉热衣原体肺炎的可能性，并且需要扩大常规测试，以包括非典型肺炎患者的鹦鹉病。这项调查是由一名办公室经理报告异常疾病引发的，这充分表明，公共卫生服务和当地社区之间的积极参与对于帮助确保报告异常健康事件非常重要。这项研究还表明，需要提高公众对与鸟类共存的人患鹦鹉热衣原体肺炎风险的认识，建议禁止在人口密集或繁华地区喂养鸽子等[9]。总之，临床医生和公共卫生专业人员应意识到在报告没有公开接触鸟类的严重呼吸道疾病的情况下出现鹦鹉病的可能性，并在可能间接接触鸟类但不一定明显的情况下将其列入鉴别诊断清单。

3. 关键特征

当以发热为主要症状时，无明显咳嗽，鉴别诊断必须包括急性发热疾病的各种原因，在这种非特异性的情况下，有两个关键的特征：胸部X片上明确的肺炎证据和鸟类接触史。在缺乏这两个发现的情况下，临床诊断是困难的，并且这两个发现的预测价值尚不清楚。多达四分之一的被调查者可能会有鸟类接触史。因此，如果诊断鹦鹉热衣原体肺炎主要基于发热患者的鸟类接触史，而没有明显的呼吸道感染，可能会导致错过严重的病情。轻度咳嗽可能是严重感染的误导性症状，如感染性心内膜炎、腹腔脓肿、疟疾和伤寒。

4. 鹦鹉热衣原体的培养

虽说从临床标本中分离培养出鹦鹉热衣原体可获得可靠的诊断，但到目前为止，鹦鹉热衣原体很难通过培养获得：一方面是由于这些病人多为干性咳嗽，痰标本难以获得；另一方面是支原体的培养要求很高，一般实验室难以开展。因此，痰培养方法已逐渐为其他快速检测方法所取代[106]。

5.血清学检查及其局限

呼吸道衣原体感染通常通过血清学检查来诊断，血清学检查方法众多，但存在一定的局限性。例如，最常用的补体固定试验（CFT），它无法区分鹦鹉热衣原体、沙眼衣原体或TWAR感染[107]，其他检测衣原体抗体的血清学测试包括间接ELISA[108]、MIF[109]或全包涵体免疫荧光（WIF）[110]、血凝抑制（HA抑制）和放射免疫分析法。凝集试验需要的抗原数量和质量要求难以满足[111]，放射性同位素沉淀试验需要的设备不易获取，免疫荧光试验需要专业技术人员，而且容易受到人体光学读数误差的影响，HA抑制试验则缺乏特异性。T. G. Wreghitt[112]采用热稳定的、脂多糖组特异性抗原和碱性磷酸酶标记的抗衣原体组特异性单克隆抗体偶联物建立的μ-capture ELISA用于检测衣原体特异性IgM，检测结果与WIF的检测结果有着87.5%的相关性。μ-capture ELISA与间接ELISA法相比的一个特别优点是，如果在测试血清中存在类风湿因子，则使用抗人IgM捕获抗体可以避免由于类风湿因子导致的假阳性结果。此外，固相包被的抗原不会发生特异性IgM和IgG之间的竞争。因此，笔者认为μ-capture ELISA试验检测衣原体特异性IgM在辅助早期诊断衣原体呼吸道感染方面可能成为WIF试验的一个有用的辅助手段。

6. 经验性治疗

临床医生在缺乏明确的微生物学诊断的情况下，可能假定症状是由于非感染性炎症条件，并开始经验性糖皮质激素，这可能加剧隐性感染[82]。此外，即使微生物学检测阴性，由于担心错误的阴性结果，医生经常继续使用经验性抗生素，这种做法会导致抗生素耐药性的出现，并增加艰难梭菌感染的风险[113]。社区获得性肺炎的诊断尤其复杂，这是因为非感染性炎症性疾病的高流行率与重叠的临床特征[114]，以及包括可能表现出非典型肺部感染表现的严重免疫功能低下的患者群体。因此，尽早诊断的意义显得尤其重要。

7. mNGS

我们正常人体肺部并不是一个无菌的环境，实际上在健康和疾病状态下都有微生物群落[115-118]。潜在致病微生物的无症状携带是常见的[119, 120]，只有在一小部分病例中，这些微生物才会超过呼吸道微生物群落并沉淀成为致病菌[121]。因此，区分致病病原体与共生或定植微生物区系是肺部感染诊断的核心挑战。mNGS具有广覆盖和无定向的特点，它可以提供相对丰富和多样性的微生物群落的综合分析，呼吸道标本送检mNGS往往会得到多种病原体序列的结果回报，一项研究[86]使用mNGS在26名呼吸道感染患者中鉴定出了38种病原体，同时也发现了10倍以上的呼吸道共生菌，因此，临床工作者需具备从呼吸道共生菌中区分可能的致病病原体的能力。

参考文献

[1] Balsamo G，Maxted A M，Midla J W，et al. Compendium of measures to control chlamydia psittaci infection among humans（psittacosis）and pet birds（Avian Chlamydiosis），2017［J］. Avian Med Surg，2017，31（3）：262-282.

[2] Rybarczyk J，Versteele C，Lernout T，et al. Human psittacosis：a review with emphasis on surveillance in Belgium［J］. Acta Clinica Belgica，2019.

[3] Rane V，Khailin K，Williams J，et al. Underdiagnosis of Chlamydia trachomatis and Chlamydia psittaci revealed by introduction of respiratory multiplex PCR assay with Chlamydiaceae family primers［J］. Diagnostic

Microbiology and Infectious Disease, 2018, 90（3）: 163-166.

［4］ Ionescu A M, Khare D, Kavi J. Birds of a feather: an uncommon cause of pneumonia and meningoencephalitis［J］. Case Reports, 2016, 2016: bcr 2 016 216 879.

［5］ Travaglino A, Pace M, Varricchio S, et al. Prevalence of Chlamydia psittaci, Chlamydia pneumoniae, and Chlamydia trachomatis Determined by Molecular Testing in Ocular Adnexa Lymphoma Specimens: A Systematic Review and Meta-Analysis［J］. American journal of clinical pathology, 2020, 153（4）: 427-434.

［6］ Varricchio, 张琪, 苗晋华, 等.衣原体致病机制研究进展［J］.中华医院感染学杂志, 2017, 27（5）: 1193-1196.

［7］ Mair-Jenkins J, Lamming T, Dziadosz A, et al. A psittacosis outbreak among english office workers with little or no contact with birds, august 2015［J］. PLoS currents, 2018, 10.

［8］ Stewardson A J, Grayson M L. Psittacosis［J］. Infectious Disease Clinics, 2010, 24（1）: 7-25.

［9］ Harkinezhad T, Geens T, Vanrompay D. Chlamydophila psittaci infections in birds: a review with emphasis on zoonotic consequences［J］. Veterinary microbiology, 2009, 135（1-2）: 68-77.

［10］ Schlossberg D. Psittacosis（due to Chlamydia psittaci）. In: Bennett JE, Dolin R, Blaser MJ, eds. Mandell, Douglas, and Bennett's Principles and Practice of Infectious Diseases［J］. 8 th ed. Philadelphia, PA: Elsevier/Saunders; 2015: 2171-2173.

［11］ Constantinescu O, Scott Y G. Chlamydophila psittaci in a 48-year-old man with respiratory failure［J］. Hospital Physician, 2008, 44（3）: 45.

［12］ Wong KH, Skelton SK, Daugharty H. Utility of complement fixation and microimmunofluorescence assays for detecting serologic responses in patients with clinically diagnosed psittacosis［J］. J Clin Microbiol, 1994, 32（10）:

2417–21.

［13］Heddema E R, van Hannen E J, Duim B, et al. An outbreak of psittacosis due to Chlamydophila psittaci genotype A in a veterinary teaching hospital［J］. Journal of Medical Microbiology, 2006, 55(11): 1571–1575.

［14］Moroney J F, Guevara R, Iverson C, et al. Detection of chlamydiosis in a shipment of pet birds, leading to recognition of an outbreak of clinically mild psittacosis in humans［J］. Clinical Infectious Diseases, 1998, 26(6): 1425–1429.

［15］OSHA Hazard Information Bulletins: Contracting occupationally related psittacosis. Occupational Safety and Health Administration Web site. https: // www.osha.gov/dts/hib/hib_dat a/hib19940808.html［J］. Accessed on August 25, 2016.

［16］Kalmar I D, Dicxk V, Dossche L, et al. Zoonotic infection with Chlamydia psittaci at an avian refuge centre［J］. The Veterinary Journal, 2014, 199(2): 300–302.

［17］Matsui T, Nakashima K, Ohyama T, et al. An outbreak of psittacosis in a bird park in Japan［J］. Epidemiology & Infection, 2008, 136(4): 492–495.

［18］Branley J M, Roy B, Dwyer D E, et al. Real-time PCR detection and quantitation of Chlamydophila psittaci in human and avian specimens from a veterinary clinic cluster［J］. European Journal of Clinical Microbiology & Infectious Diseases, 2008, 27(4): 269–273.

［19］Harkinezhad T, Verminnen K, De Buyzere M, et al. Prevalence of Chlamydophila psittaci infections in a human population in contact with domestic and companion birds［J］. Journal of medical microbiology, 2009, 58(9): 1207–1212.

［20］Raso T F, Carrasco A O T, Silva J C R, et al. Seroprevalence of antibodies to Chlamydophila psittaci in zoo workers in Brazil［J］. Zoonoses and Public Health, 2010, 57(6): 411–416.

［21］Dickx V, Geens T, Deschuyffeleer T, et al. Chlamydophila psittaci zoonotic risk assessment in a chicken and turkey slaughterhouse［J］. Journal of clinical microbiology, 2010, 48（9）: 3244-3250.

［22］Tiong A, Vu T, Counahan M, et al. Multiple sites of exposure in an outbreak of ornithosis in workers at a poultry abattoir and farm［J］. Epidemiology & Infection, 2007, 135（7）: 1184-1191.

［23］Dickx V, Vanrompay D. Zoonotic transmission of Chlamydia psittaci in a chicken and turkey hatchery［J］. Journal of medical microbiology, 2011, 60（6）: 775-779.

［24］Vorimore F, Thebault A, Poisson S, et al. Chlamydia psittaci in ducks: a hidden health risk for poultry workers［J］. Pathogens and disease, 2015, 73（1）: 1-9.

［25］Schlossberg D, Delgado J, Moore M M, et al. An epidemic of avian and human psittacosis［J］. Archives of internal medicine, 1993, 153（22）: 2594-2596.

［26］Harkinezhad T, Verminnen K, Van Droogenbroeck C, et al. Chlamydophila psittaci genotype E/B transmission from African grey parrots to humans［J］. Journal of medical microbiology, 2007, 56（8）: 1097-1100.

［27］Lagae S, Kalmar I, Laroucau K, et al. Emerging Chlamydia psittaci infections in chickens and examination of transmission to humans［J］. Journal of medical microbiology, 2014, 63（3）: 399-407.

［28］Petrovay F, Balla E. Two fatal cases of psittacosis caused by Chlamydophila psittaci［J］. Journal of Medical Microbiology, 2008, 57（10）: 1296-1298.

［29］Gosbell I B, Ross A D, Turner I B. Chlamydia psittaci infection and reinfection in a veterinarian［J］. Australian veterinary journal, 1999, 77（8）: 511-513.

［30］Kovacova E, Majtan J, Botek R, et al. A fatal case of psittacosis in Slovakia, January 2006［J］. Weekly releases（1997-2007）, 2007, 12（31）: 3244.

［31］Van Droogenbroeck C, Beeckman D S A, Verminnen K, et al. Simultaneous zoonotic transmission of Chlamydophila psittaci genotypes D, F and E/B to a veterinary scientist[J]. Veterinary microbiology, 2009, 135(1-2): 78-81.

[32] Miller J M, Astles R, Baszler T, et al. Guidelines for safe work practices in human and animal medical diagnostic laboratories[J]. MMWR Surveill Summ, 2012, 6(61): 1-102.

[33] Baron E J, Miller J M. Bacterial and fungal infections among diagnostic laboratory workers: evaluating the risks[J]. Diagnostic microbiology and infectious disease, 2008, 60(3): 241-246.

[34] Gelfand M S, Cleveland K O. Family outbreak of psittacosis with an exhumation-based diagnosis: following in the footsteps of Dr. House[J]. The American Journal of the Medical Sciences, 2013, 345(3): 252-253.

[35] Kaplan N, Kutlay O. Adult respiratory distress syndrome caused by psittacosis [J]. Turk J Med Sci, 2000, 30: 199-201.

[36] Yung A P, Grayson M L. Psittacosis—a review of 135 cases[J]. Medical journal of Australia, 1988, 148(5): 228-233.

[37] BALSAMO G, MAXTED A M, MIDLA J W, et al. Compendium of measures to control chlamydia psittaci infection among humans (psittacosis) and pet birds (Avian Chlamydiosis), 2017[J]. Avian Med Surg, 2017, 31(3): 262-282.

[38] US Department of Health and Human Services, Public Health Service, Centers for Disease Control and Prevention, National Institutes of Health. Chlamydia psittaci (Chlamydophila psittaci), C. trachomatis, C. pneumonia (Chlamydophila pneumoniae). In: Biosafety in Microbiological and Biomedical Laboratories. 5 th ed. Washington, DC: US Dept of Health and Human Services; Revised December 2009. HHS publication (CDC) 21-1112: 131-133.

[39] Chlamydophila psittaci, pathogen safety data sheetinfectious substances. Public Health Agency of Canada Web site. http://www.phac-aspc.gc.ca/ lab-bio/res/

psds-ftss/chlamydophila-psittaci-eng. php. Updated April 30, 2012. Accessed September 21, 2016.

[40] Grayston JT, Mordhorst C, Bruu AL, et al. Countrywide epidemics of Chlamydia pneumoniae, strain twar, in Scandinavia, 1981–1983[J]. J Infect Dis, 1989, 159(6): 1111–4.

[41] Persson K, Treharne J. Diagnosis of infection caused by Chlamydia pneumoniae(strain twar)in patients with Ornithosis In southern Sweden 1981–1987[J]. Scand J Infect Dis, 1989, 21(6): 675–9.

[42] Fryden A, Kihlstrom E, Maller R, et al. A clinical and epidemiological study of Ornithosis caused by Chlamydia psittaci and Chlamydia pneumoniae(strain twar)[J]. Scand J Infect Dis, 1989, 21(6): 681–91.

[43] Pether JV, Wang SP, Grayston JT. Chlamydia pneumoniae, strain twar, as the cause of an outbreak in a boys' school previously called psittacosis[J]. Epidemiol Infect, 1989, 103(2): 395–400.

[44] Wreghitt TG, Barker CE, Treharne JD, et al. A study of human respiratory tract chlamydial infections in Cambridgeshire 1986–88[J]. Epidemiol Infect 1990; 104(3): 479–88.

[45] Persson K, Boman J. Comparison of five serologic tests for diagnosis of acute infections by Chlamydia pneumoniae[J]. Clin Diagn Lab Immunol, 2000, 7(5): 739–744.

[46] Persson K, Haidl S. Evaluation of a commercial test for antibodies to the chlamydial lipopolysaccharide(medac)for serodiagnosis of acute infections by Chlamydia pneumoniae(twar)and Chlamydia psittaci[J]. APMIS, 2000, 108(2): 131–8.

[47] Oldach D W, Gaydos C A, Mundy L M, et al. Rapid diagnosis of Chlamydia psittaci pneumonia[J]. Clinical infectious diseases, 1993, 17(3): 338–343.

[48] Stralin K, Fredlund H, Olcen P. Labsystems enzyme immunoassay for Chlamydia pneumoniae also detects Chlamydia psittaci infections comment[J].

J Clin Microbiol, 2001, 39(9): 3425-6.

[49] Bourke SJ, Carrington D, Frew CE, et al. Serological cross-reactivity among chlamydial strains in a family outbreak of psittacosis[J]. J Infect, 1989, 19(1): 41-45.

[50] Menard A, Clerc M, Subtil A, et al. Development of a realtime PCR for the detection of Chlamydia psittaci[J]. J Med Microbiol, 2006, 55(Pt 4): 471-473.

[51] Laroucau K, de Barbeyrac B, Vorimore F, et al. Chlamydial infections in duck farms associated with human cases of psittacosis in France[J]. Vet Microbiol, 2009, 135(1-2): 82-89.

[52] Branley JM, Roy B, Dwyer DE, et al. Real-time PCR detection and quantitation of Chlamydophila psittaci in human and avian specimens from a veterinary clinic cluster[J]. Eur J Clin Microbiol Infect Dis, 2008, 27(4): 269-273.

[53] Belchior E, Barataud D, Ollivier R, et al. Psittacosis outbreak after participation in a bird fair, western France, December 2008[J]. Epidemiol Infect, 2011, 139(10): 1637-1641.

[54] Mitchell SL, Wolff BJ, Thacker WL, et al. Genotyping of Chlamydophila psittaci by real-time PCR and high-resolution melt analysis[J]. J Clin Microbiol, 2009, 47(1): 175-181.

[55] Messmer T O, Skelton S K, Moroney J F, et al. Application of a nested, multiplex PCR to psittacosis outbreaks[J]. Journal of Clinical Microbiology, 1997, 35(8): 2043-2046.

[56] Madico G, Quinn T C, Boman J, et al. Touchdown enzyme time release-PCR for detection and identification of Chlamydia trachomatis, C. pneumoniae, and C. psittaci using the 16 S and 16 S-23 S spacer rRNA genes[J]. Journal of Clinical Microbiology, 2000, 38(3): 1085-1093.

[57] Wolff B J, Morrison S S, Winchell J M. Development of a multiplex TaqMan

real-time PCR assay for the detection of Chlamydia psittaci and Chlamydia pneumoniae in human clinical specimens[J]. Diagnostic Microbiology and Infectious Disease, 2018, 90(3): 167-170.

[58] Nieuwenhuizen A A, Dijkstra F, Notermans D W, et al. Laboratory methods for case finding in human psittacosis outbreaks: a systematic review[J]. BMC infectious diseases, 2018, 18(1): 1-16.

[59] De Gier B, Hogerwerf L, Dijkstra F, et al. Disease burden of psittacosis in the Netherlands[J]. Epidemiol Infect, 2018, 146(3): 303-305.

[60] Branley J M, Roy B, Dwyer D E, et al. Real-time PCR detection and quantitation of Chlamydophila psittaci in human and avian specimens from a veterinary clinic cluster[J]. European Journal of Clinical Microbiology & Infectious Diseases, 2008, 27(4): 269-273.

[61] Opota O, Jaton K, Branley J, et al. Improving the molecular diagnosis of Chlamydia psittaci and Chlamydia abortus infection with a species-specific duplex real-time PCR[J]. Journal of Medical Microbiology, 2015, 64: 1174-1185

[62] Wolff BJ, Morrison SS, Pesti D, et al. Chlamydia psittaci comparative genomics reveals intraspecies variations in the putative outer membrane and Type III Secretion System genes[J]. Microbiology, 2015, 161: 1378-1391.

[63] Voigt A, Schofl G, Saluz HP. The Chlamydia psittaci Genome: A Comparative Analysis of Intracellular Pathogens[J]. PLoS ONE, 2012, 7: e35097.

[64] Mitchell SL, Budhiraja S, Thurman KA, et al. Evaluation of two real-time PCR chemistries for the detection of Chlamydophila pneumoniae in clinical specimens[J]. Molecular and cellular probes, 2009, 23: 309-311.

[65] Mitchell SL, Wolff BJ, Thacker WL, et al. Genotyping of Chlamydophila psittaci using Real-Time PCR and High Resolution Melt Analysis[J]. Journal of Clinical Microbiology, 2008, 47: 175-181.

[66] Balsamo G, Maxted AM, Midla JW, et al. Compendium of Measures to

Control Chlamydia psittaci Infection Among Humans (Psittacosis) and Pet Birds (Avian Chlamydiosis), 2017 [J]. Journal of Avian Medicine and Surgery, 31: 262–282.

[67] Benitez AJ, Diaz MH, Wolff BJ, et al. Multilocus variable-number tandem-repeat analysis of Mycoplasma pneumoniae clinical isolates from 1962 to the present: a retrospective study [J]. Journal of Clinical Microbiology, 2012, 50: 3620–3626.

[68] Van Lent S, Piet JR, Beeckman D, et al. Full Genome Sequences of All Nine Chlamydia psittaci Genotype Reference Strains [J]. Journal of Bacteriology, 2012, 194: 69306931.

[69] Read TD, Joseph SJ, Didelot X, et al. Comparative Analysis of Chlamydia psittaci Genomes Reveals the Recent Emergence of a Pathogenic Lineage with a Broad Host Range [J]. mBio, 2013, 4 (2).

[70] Emery SL, Erdman DD, Bowen MD, et al. Real-time reverse transcription-polymerase chain reaction assay for SARS-associated coronavirus [J]. Emerging Infectious Diseases, 10: 311–316

[71] Thurman KA, Warner AK, Cowart KC, et al. Detection of Mycoplasma pneumoniae, Chlamydia pneumoniae, and Legionella spp. in clinical specimens using a single-tube multiplex real-time PCR assay [J]. Diagnostic Microbiology and Infectious Disease, 2011, 70: 1–9.

[72] Geens T, Dewitte A, Boon N, et al. Development of a Chlamydophila psittaci species-specific and genotype-specific real-time PCR [J]. Veterinary Research, 2005, 36 (5–6): 787–797.

[73] Sachse K, Laroucau K, Hotzel H, et al. Genotyping of Chlamydophila psittaci using a new DNA microarray assay based on sequence analysis of ompA genes [J]. Bmc Microbiology, 2008, 8 (1): 1–12.

[74] Laroucau K, Thierry S, Vorimore F, et al. High resolution typing of Chlamydophila psittaci by multilocus VNTR analysis (MLVA) [J]. Infection,

Genetics and Evolution, 2008, 8（2）: 171-181.

［75］Tuuminen t, Palomäki p, Paavonen j. The use of serologic tests for the diagnosis of chlamydial infections［J］. Microbiol Methods, 2000, 42（3）: 265-279.

［76］Opota O, Vanrompay D, Greub G, et al. Improving the molecular diagnosis of Chlamydia psittaci and Chlamydia abortus infection with a species-specific duplex real-time PCR［J］. Journal of medical microbiology, 2015, 64（10）: 1174-1185.

［77］Bibby K. Metagenomic identification of viral pathogens［J］. Trends in biotechnology, 2013, 31（5）: 275-279.

［78］Yozwiak N L, Skewes-Cox P, Stenglein M D, et al. Virus identification in unknown tropical febrile illness cases using deep sequencing［J］. Plos neglected tropical diseases, 2012, 6（2）: e1485.

［79］Wilson M R, Shanbhag N M, Reid M J, et al. Diagnosing Balamuthia mandrillaris E ncephalitis W ith M etagenomic D eep S equencing［J］. Annals of neurology, 2015, 78（5）: 722-730.

［80］Wilson M R, O'Donovan B D, Gelfand J M, et al. Chronic meningitis investigated via metagenomic next-generation sequencing［J］. JAMA neurology, 2018, 75（8）: 947-955.

［81］Naccache S N, Federman S, Veeraraghavan N, et al. A cloud-compatible bioinformatics pipeline for ultrarapid pathogen identification from next-generation sequencing of clinical samples［J］. Genome research, 2014, 24（7）: 1180-1192.

［82］Wilson M R, Naccache S N, Samayoa E, et al. Actionable diagnosis of neuroleptospirosis by next-generation sequencing［J］. New England Journal of Medicine, 2014, 370（25）: 2408-2417.

［83］Graf E H, Simmon K E, Tardif K D, et al. Unbiased detection of respiratory viruses by use of RNA sequencing-based metagenomics: a systematic comparison to a commercial PCR panel[J]. Journal of clinical microbiology, 2016, 54(4): 1000-1007.

[84] Fischer N, Indenbirken D, Meyer T, et al. Evaluation of unbiased next-generation sequencing of RNA(RNA-seq)as a diagnostic method in influenza virus-positive respiratory samples[J]. Journal of clinical microbiology, 2015, 53(7): 2238-2250.

[85] Miao Q, Ma Y, Wang Q, et al. Microbiological diagnostic performance of metagenomic next-generation sequencing when applied to clinical practice[J]. Clinical Infectious Diseases, 2018, 67(suppl_2): S231-S240.

[86] Langelier C, Kalantar K L, Moazed F, et al. Integrating host response and unbiased microbe detection for lower respiratory tract infection diagnosis in critically ill adults[J]. Proceedings of the National Academy of Sciences, 2018, 115(52): E12353-E12362.

[87] Li H, Gao H, Meng H, et al. Detection of pulmonary infectious pathogens from lung biopsy tissues by metagenomic next-generation sequencing[J]. Front Cell Infect Microbiol, 2018, 8: 205.

[88] Miao Q, Ma Y, Wang Q, et al. Microbiological diagnostic performance of metagenomic next-generation sequencing when applied to clinical practice[J]. Clinical Infectious Diseases, 2018, 67(suppl_2): S231-S240.

[89] Fischer N, Rohde H, Indenbirken D.et al.Rapid metagenomic diagnostics for suspected outbreak of severe pneumonia[J].Emerg Infect Dis, 2014, 20(6): 1072-1075.

[90] Yang L, Haidar G, Zia H, et al. Metagenomic identification of severe pneumonia pathogens in mechanically-ventilated patients: a feasibility and clinical validity study[J]. Respir Res, 2019, 20(1): 265.

[91] World Health Organization (2017) The top 10 causes of death. Available at www.who. int/en/news-room/fact-sheets/detail/the-top-10-causes-of-death. Accessed October, 1, 2018.

［92］US Centers for Disease Control and Prevention（2018）Deaths：Leading Causes for 2016. Available at https：//www.cdc.gov/nchs/fastats/leading-causes-of-death.htm. Accessed October 1，2018.

［93］El Bcheraoui C，et al. Trends and patterns of differences in infectious disease mortality among US counties，1980–2014［J］. JAMA，2018，319：1248–1260.

［94］Jain S，Self W H，Wunderink R G，et al. Community-acquired pneumonia requiring hospitalization among US adults［J］. New England Journal of Medicine，2015，373（5）：415–427.

［95］Jain S，Finelli L；CDC EPIC Study Team. Community-acquired pneumonia among U.S. children［J］. N Engl J Med，2015，372，2167–2168

［96］Zaas AK，et al. The current epidemiology and clinical decisions surrounding acute respiratory infections［J］. Trends Mol Med，2014，20：579–588.

［97］Zhang Y，Ai J W，Cui P，et al. A cluster of cases of pneumocystis pneumonia identified by shotgun metagenomics approach［J］. Journal of Infection，2019，78（2）：158–169.

［98］Huang Y，Ma Y，Miao Q，et al. Arthritis caused by Legionella micdadei and Staphylococcus aureus：metagenomic next-generation sequencing provides a rapid and accurate access to diagnosis and surveillance［J］. Annals of Translational Medicine，2019，7（20）.

［99］骆煜，金文婷，马玉燕，等.5例鹦鹉热衣原体肺炎的诊断及临床特点［J］. 中华医院感染学杂志，2020，30（22）：3394–3398.

［100］Li Y，Sun B，Tang X，et al. Application of metagenomic next-generation sequencing for bronchoalveolar lavage diagnostics in critically ill patients［J］. European Journal of Clinical Microbiology & Infectious Diseases，2020，39（2）：369–374.

［101］Hulin V，Bernard P，Vorimore F，et al. Assessment of Chlamydia psittaci shedding and environmental contamination as potential sources of worker exposure throughout the mule duck breeding process [J]. Applied and Environmental Microbiology, 2016, 82 (5): 1504-1518.

[102] Burnard D, Polkinghorne A. Chlamydial infections in wildlife–conservation threats and/or reservoirs of 'spill-over' infections? [J]. Veterinary microbiology, 2016, 196: 78-84.

[103] Cong W, Huang S Y, Zhang X Y, et al. Seroprevalence of Chlamydia psittaci infection in market-sold adult chickens, ducks and pigeons in north-western China [J]. Journal of medical microbiology, 2013, 62 (8): 1211-1214.

[104] Stewardson AJ, Grayson ML. Psittacosis [J]. Infect Dis Clin North Am. 2010, 24 (1): 7-25.

[105] Department of Health. Health Protection Legislation (England) Guidance 2010 [Internet]. London: Department of Health; 2010 Mar. Available from: http://webarchive.nationalarchives.gov.uk/20130107105354/http://www.dh.gov.uk/prod_consum_dh/groups/dh_digitalassets/@dh/@en/@ps/documents/digitalasset/dh_114589 .pdf

[106] 施毅 . 肺炎支原体和肺炎衣原体肺炎研究进展 [J]. 人民军医, 2004 (06): 353-356.

[107] Bradstreet, C. M. P. & Taylor, C. E. D. Technique of complement fixation test applicable to the diagnosis of virus diseases [J]. Monthly Bulletin of the Ministry of Health and Public Health Laboratory Service, 21: 96-104.

[108] Lewis, V. J., Thacker, et al. Enzyme-linked immunosorbent assay for chlamydial antibodies [J]. Journal of Clinical Microbiology, 1997, 6: 507-510.

[109] Wang, S.P., Grayston, et al. Serodiagnosis of chlamydia trachomatis infection with the microimmunofluorescence test. In Non-gonococcal Urethritis and Related Infections (ed. D. Hobson and K. K. Holmes) pp. 237-248. Washington D.C.: American Society for Microbiology.

[110] Richmond, S. J. & Caul, E. 0. (1982). Antibodies to Chlamydia: A Single

Antigen Test. In Immunofiuorescence Techniques in Diagnostic Microbiology (ed. I. M. B. Edwards, C. E. D. Taylor and A. H. Tomlinson), pp. 77-84. PHLS Monograph Series 18. London: Her Majesty's Stationery Office.

[111] LEWIS, V. J., THACKER, W. L. & MITCHELL, S. H. (1977). Enzyme-linked immunosorbent assay for chlamydial antibodies [J]. Journal of Clinical Microbiology 6, 507-51.

[112] Wreghitt T G, Robinson V J, Caul E O, et al. The development and evaluation of a μ-capture ELISA detecting chlamydia-specific IgM [J]. Epidemiology & Infection, 1988, 101 (2): 387-395.

[113] Leffler D A, Lamont J T. Clostridium difficile infection [J]. New England Journal of Medicine, 2015, 372 (16): 1539-1548.

[114] Ranzani O T, Prina E, Menendez R, et al. New sepsis definition (Sepsis-3) and community-acquired pneumonia mortality. A validation and clinical decision-making study [J]. American journal of respiratory and critical care medicine, 2017, 196 (10): 1287-1297.

[115] Dickson R P, Erb-Downward J R, Freeman C M, et al. Bacterial topography of the healthy human lower respiratory tract [J]. MBio, 2017, 8 (1): e02 287-16.

[116] Panzer A R, Lynch S V, Langelier C, et al. Lung microbiota is related to smoking status and to development of acute respiratory distress syndrome in critically ill trauma patients [J]. American journal of respiratory and critical care medicine, 2018, 197 (5): 621-631.

[117] Morris A, Beck J M, Schloss P D, et al. Comparison of the respiratory microbiome in healthy nonsmokers and smokers [J]. American journal of respiratory and critical care medicine, 2013, 187 (10): 1067-1075.

[118] Segal L N, Clemente J C, Tsay J C J, et al. Enrichment of the lung microbiome with oral taxa is associated with lung inflammation of a Th 17 phenotype [J]. Nature microbiology, 2016, 1 (5): 1-11.

［119］Heinonen S, Jartti T, Garcia C, et al. Rhinovirus detection in symptomatic and asymptomatic children: value of host transcriptome analysis［J］. American journal of respiratory and critical care medicine, 2016, 193（7）: 772-782.

［120］Wertheim H F L, Melles D C, Vos M C, et al. The role of nasal carriage in Staphylococcus aureus infections［J］. The Lancet infectious diseases, 2005, 5（12）: 751-762.

［121］McCullers J A. The co-pathogenesis of influenza viruses with bacteria in the lung［J］. Nature Reviews Microbiology, 2014, 12（4）: 252-262.

第十章

治　疗

鹦鹉热衣原体属于非典型肺炎病原体的衣原体科，这些病原体大多为细胞内寄生，没有细胞壁，因此，又称其为细胞内感染病原体。对这些病原体引起的感染，可渗入细胞内的广谱抗生素治疗有效，四环素类、大环内酯类和喹诺酮类药物可干扰DNA和蛋白质合成，可作为抗生素治疗[1]。

一、治疗措施

1. 抗生素治疗

大环内酯类抗生素对细胞内致病菌有独特而高效的抗菌活性。因此，在肺炎支原体和肺炎衣原体肺炎的抗生素治疗中，红霉素为首选（0.5 g，每天4次），亦可用交沙霉素，疗效可靠。但近年来，新型大环内酯类（阿奇霉素、克拉霉素、罗红霉素）抗生素的疗效要优于红霉素，而且药物动力学也有很大改善，已经开始取代红霉素，在肺炎支原体和肺炎衣原体肺炎的治疗中占据了主导地位。在新型大环内酯类抗生素中，克拉霉素对肺炎衣原体作用在体外实验中被证实是最强的，建议用法为每次0.5 g，每天2次，疗程21天。阿奇霉素、罗红霉素和红霉素具有良好的体外抗菌活性（MIC 90分别为0.125 mg/L、0.25 mg/L和0.5 mg/L）[2、3]，适合用于妊娠和儿童。

在鹦鹉热肺炎小鼠模型中，阿奇霉素治疗7天，生存率为100%[4]。但阿奇霉素的高水平耐药自发发生，频率为1×10^{-8}[5]，这种耐药性是由23 S rRNA基因的单点突变介导的，这也使得它的临床意义变得很小。

鹦鹉热衣原体肺炎最有效的抗菌药物是四环素类药物[6]，包括多西环素或四环素等。首选多西环素，是基于其细胞内活性、药效学和广泛的临床经验，而不是可靠的随机临床试验。轻度至中度症状患者可口服多西环素（0.1 g，每天2次）。重症患者则需静脉滴注多西环素治疗，甚至需要联合喹诺酮类药物。一般四环素类抗生素治疗后24—48 小时内有反应，体温下降是治疗有效的直接表现，大多数患者在使用多西环素治疗48小时后就会退烧[7]。治疗疗程至少14天，最好是21天，否则治疗不充分，容易导致疾病复发。段建民等人[8]也认为多西环素可作为鹦鹉热衣原体肺炎一线治疗方案，在他们的研究中，2例患者经多西环素口服后好转出院。骆煜[9]在5例患者确诊后均将抗生素调整为以多西环素为基础的治疗方案，患者体温逐渐降至正常，肺内病灶逐渐吸收，好转出院。

米诺环素具有良好的体外活性，其最小抑菌浓度（MIC）90为0.06 mg/L[2]。米诺环素已成功应用于临床，轻中度患者可口服米诺环素（0.1 g，每天2次）治疗，米诺环素因具有较高的脂溶性而被用于肺炎支原体感染中枢神经系统并发症的治疗。替加环素作为新型甘氨酰环素，在体外对肺炎衣原体和沙眼衣原体具有活性，但缺乏临床治疗数据[10]。

替加环素同属四环素类，抗菌谱广泛，可用于治疗社区获得性肺炎，但替加环素用于治疗鹦鹉热衣原体肺炎的治疗相关报道不多。某研究中，2例患者经验性抗感染无效后更换为替加环素，后经mNGS

确诊鹦鹉热衣原体感染，但彼时患者症状已有明显好转。此外，其中
1例患者的mNGS显示存在高序列的尿肠球菌，考虑为混合感染，以
上2例患者均继续应用替加环素治疗至好转出院，说明替加环素可用
于鹦鹉热衣原体的可疑感染或存在鹦鹉热衣原体混合感染的治疗。

　　奥马环素是一种在米诺环素的基础上加入氨甲基后的形成的新型
四环素类抗生素，由于能够克服细菌核糖体蛋白保护及药物外排等耐
药机制，故对多西环素、米诺环素等耐药的细菌仍具有很强的抗菌活
性[11]。其在体内不代谢，81.1%通过粪便排出，14.4%经肾脏排出[12]，
故更适合在肝肾功能不全患者中使用。研究发现奥马环素在肺泡细胞
中的药物浓度高，作为治疗社区获得性肺炎的潜在抗生素，其治疗效
果不劣于莫西沙星[13]。奥马环素为新型四环素类药物，对包括鹦鹉
热衣原体在内的非典型病原体具有很强的体外抗菌活性，但缺乏这一
适应症的临床数据。方昌全等[14]报道1例鹦鹉热衣原体重症肺炎患
者，表现高热、肌肉酸痛、严重肝肾功能不全、急性呼吸衰竭并行气
管插管呼吸机辅助通气，经宏基因组二代测序诊断为鹦鹉热衣原体肺
炎，使用奥马环素治疗后好转出院。鹦鹉热衣原体感染容易出现多脏
器功能衰竭，传统有效的抗感染药物包括大环内酯类、氟喹诺酮类及
多西环素、米诺环素等使用存在限制，奥马环素由于安全性好，特殊
人群使用无需调整剂量，是治疗重症鹦鹉热衣原体肺炎的新选择，但
需要更多的病例数来支撑这一结论。

　　当四环素类药物有用药禁忌时，比如儿童、孕妇及过敏患者，尤
其是妊娠早期，大环内酯类抗生素，如阿奇霉素可能是最佳选择[15]。
但我们需要秉承的一个原则是，如果替代药物无效，而且是危及生命
的情况下，可以考虑对儿童使用四环素[16-18]，如多西环素。但临床医
师需要衡量治疗手段的收益与风险。

考虑我国对大环内酯类、四环素类药物耐药率增加，有报道提示氟喹诺酮类药物具有抗鹦鹉热菌活性，虽然其疗效可能远不如四环素及大环内酯类[18-20]。环丙沙星、左氧氟沙星、莫西沙星和加替沙星的MIC 90分别为2 mg/L、0.5 mg/L和0.125 mg/L[2、3、21]。KOHLHOFF SA[1]报道莫西沙星（0.4 g，每天1次）和左氧氟沙星（0.3—0.5 g，每天1次）可用于鹦鹉热衣原体的治疗，Chen X[22]也报道了1例轻症患者采用莫西沙星治疗好转出院。董素素[6]研究的8例患者使用莫西沙星后，病情均好转。加替沙星（0.4 g，每天1次）也非常有效，在鹦鹉热肺炎的小鼠模型中，加替沙星（5 mg/kg）的21天存活率显著提高，达到了100%，显著高于相同剂量的左氧氟沙星（20%）和环丙沙星（0%），可媲美克拉霉素和米诺环素[21]。诺氟沙星活性较差。尽管有体外数据支持，但现有的临床研究很少，由于氟喹诺酮类药物在鹦鹉热中的作用尚未确定，很少有临床医生建议将其作为一线药物使用。但氟喹诺酮类药物抗鹦鹉热的疗效在部分患者中不尽如人意，有研究[9]表明5例患者在确诊前均曾使用过喹诺酮类药物，但仍有发热，肺内病灶持续进展，考虑疗效不佳或疗程不足，mNGS技术诊断鹦鹉热衣原体后及时调整以四环素类为基础的抗菌治疗，病情转好。如在刘斌等人[23]的研究中，多数患者在确诊前使用了喹诺酮类药物，但部分患者治疗效果不佳，原因之一是部分患者本身对喹诺酮类药物治疗无效；二是重症患者病变广泛，抗菌药物使用时间较短，疗效未显现，在明确诊断后改用多西环素治疗后病情明显改善。需要注意的是，四环素和喹诺酮类药物不能用于孕妇和儿童。

鹦鹉热心内膜炎的最佳治疗方法尚不明确，但在少数报道的病例中，除抗生素治疗外，手术往往是成功治疗的关键。四环素（包括强力霉素）可能是最有效的药物，能够有效地延长疗程，特别是在没有瓣膜更换的情况下。然而，关于治疗的持续时间没有明确的指南。

虽然大环内酯类药物是治疗妊娠期鹦鹉热的合理和推荐的选择，但成功治疗坚持到胎儿足月的方法尚未见文献记载。先前讨论过的两例妊娠期鹦鹉热的患者最初都接受了静脉注射红霉素治疗[24, 25]，但单用红霉素治疗均不满意，随着疾病的进展直到妊娠终止，1例剖腹产分娩健康婴儿，另1例终止妊娠。两名患者都在分娩后将抗生素方案改为多西环素，最终康复出院。虽然考虑在妊娠期间使用多西环素治疗严重的妊娠鹦鹉热是合理的，但主要的治疗措施可能是去除胎盘，而不是将抗生素从红霉素改为多西环素，因为在这种情况下，胎盘可能是鹦鹉热衣原体的藏身之处。由于这种情况相对罕见，大多数治疗建议都是从临床经验中总结得出的。

2. 其他治疗

（1）目前认为，在社区获得性肺炎的经验治疗过程中，病情相对较轻且有提示为非典型病原感染病史者，如果不能排除肺炎支原体或肺炎衣原体感染的可能性，则经验治疗的方案中应包括大环内酯类或四环素类抗生素，可明显降低重症鹦鹉热衣原体肺炎的发生，是综合治疗措施中同样主要的环节。

（2）呼吸支持。对于重症鹦鹉热衣原体肺炎合并呼吸衰竭的患者应予以氧疗，必要时进行机械通气等措施，对于改善患者肺功能，改善缺氧和减少二氧化碳潴留非常重要。

二、临床疗效判断标准

根据临床症状、体征、影像学、实验室检验、血气分析等改善情况判断疗效，可分为五级。

1. 治愈

所有临床症状和异常体征均消失，影像学、血气分析、实验室检验完全恢复正常。

2. 好转

明显好转：临床症状和体征较治疗前均有明显改善，影像学病变明显吸收，但尚未完全恢复正常；有所好转：临床症状、体征、影像学病变、实验室检验指标一项以上较治疗前改善。

3. 未愈

临床症状和异常体征继续存在，影像学无改变，实验室检验指标无好转。

4. 恶化

临床症状、体征、影像学改变中任何一项加重。

5. 复发

经治疗达到治愈标准，但随访中症状、体征、影像学病灶、实验室检验异常指标重新出现。

三、预防

毫无疑问的是，做好预防工作可明显降低鹦鹉热的发病率。

首先，我们需要了解的是传播途径。鹦鹉热衣原体可通过眼部分泌物、鼻腔分泌物以及粪便排泄传播，脱落途径因物种而异[22-25]。鸟类脱落病原体的时间长短也因衣原体菌株和宿主而异。鹦鹉热衣原体在一般环境中是不稳定的，但如果受到有机碎屑（例如垃圾和粪便）的保护，可以保持传染性超过一个月[26, 29, 30]），一些受感染的鸟类在微生物脱落时可能看起来健康或有轻微的临床症状，活动性疾病可以在没有可识别的暴露或风险因素的情况下出现，压力因素可能会加剧病原体脱落，包括生殖活动、迁徙、运输、拥挤、受伤、疾病和极端温度[26, 29, 30, 31]。

其次，宣教工作必不可少。教育高危人群和医疗保健者了解鹦鹉热：告知所有接触鸟类或鸟类污染材料的人潜在的健康风险。当一群鸟中出现感染病例时，病原体已经累积到足以传播给人类了，若鸟类饲养员或宠物鸟主人此时出现呼吸道或类似流感症状时，应及时就医，并将鸟类接触情况告知医疗人员。医生应考虑暴露于已知的感染鸟类的患者，必要时可收集患者标本送实验室进行分析。及时诊断和报告有助于确定鹦鹉热接触源，从而控制感染传播。在疾病早期就医并尽可能早地在临床病程中接受治疗可能会改善临床结果。鼓励医疗人员询问鸟类接触情况，特别是在排除了其他更常见原因的发热性呼吸道疾病的情况下，应该考虑鹦鹉热衣原体肺炎。

然后，需要做好宠物鸟的管理工作。在管理良好的宠物鸟群体中，鹦鹉热的患病率似乎非常低。宠物鸟售卖商应在售前检疫期间，对从结膜、鼻腔和泄殖腔（粪便）收集的混合拭子进行PCR检测，尤其是鹦鹉。实验表明，结膜采样对检测慢性感染的鹦鹉最敏感，这些鹦鹉的临床感染迹象通常很小。疑似人类感染源的禽类应交由兽医进行评估和治疗。当照看生病或暴露于确诊禽衣原体病的鸟类（即在同一围栏或空气空间内）时，应在以下条件下进行处理鸟类或清洁鸟笼的工作：看护人员必须穿戴防护服，如工作服、手套、眼镜、指定的鞋或鞋套，以及一次性手术帽，应佩戴一次性微粒口罩（即像N95或类似口罩一样在口鼻周围牢固成型的预成型口罩）。目前尚不清楚颗粒物呼吸器的配合测试是否能提供额外的保护。外科口罩可能无法有效防止鹦鹉热传播。职业性接触鸟类的人员应遵守其设施有关个人防护设备使用的政策。

　　禽衣原体病的诊断可能很困难，尤其是在缺乏临床症状的情况下。单一的测试方法可能是不够的。因此，建议结合使用培养、基于PCR的检测和抗体检测，尤其是当只检测一只鸟时。肝脏和脾脏的组织标本是首选的死后培养标本。对于具有衣原体病提示性临床症状的活禽，建议使用结膜、后鼻孔和泄殖腔拭子样本或肝活检样本进行检测。结膜和后鼻孔组织的拭子可能对检测亚临床感染鸟类的核酸最敏感。根据感染的阶段和受影响的组织，受感染的鸟类可能不会在粪便中排出可检测水平的鹦鹉热衣原体[32]。如果选择粪便作为从一只鸟身上检测鹦鹉热的场所，则应连续3—5天收集一系列粪便样本，并作为单一培养物收集提交。病理方面，在患有禽衣原体病的鸟类中，可以观察到浑浊的气囊和肝脾肿大，但没有特异性的大体病变。血清学检测结果呈阳性的证据表明，该鸟在某个时候感染了衣原体，但这可能并不表明该鸟有活动性感染。在血清转化前采集样本时，急性感染的鸟类可能会出现假阴性结果。使用抗生素治疗可降低抗体反应。然而，成功治疗后，IgG滴度可能持续存在。从一只鸟身上获取标本时，当考虑到疾病迹象和鸟群或鸟舍的历史，并将血清学结果与白细胞计数和血清肝酶进行比较时，血清学测试最为有用。需要将成对样本的滴度提高4倍或更高，或将滴度与抗原鉴定相结合，以确认禽衣原体病的诊断。抗原测试检测有机体，虽然测试结果迅速，不需要活的活生物体，然而，交叉反应抗原可能导致假阳性结果，如果抗原不足或脱落是间歇性的，则可能出现假阴性结果。与所有非培养试验一样，结果必须结合临床结果进行评估。酶联免疫吸附试验：这些试验可能仍然可用，但不推荐。荧光抗体检测：单克隆或多克隆抗体、荧光素染色技术和荧光显微镜可用于在印模涂片或其他样本中识别生物体，与酶联免疫吸附试验相比，这些试验具有相似的优点和缺点。该测试由一些大型诊断实验室使用。用于荧光抗体染色的商业抗体与非衣原体表位交叉反应，不具有诊断价值。DNA检测：许多实验室提供PCR诊断检测。PCR扩增可以敏感且特异地检测收集标本中的目标DNA序列（例如，结合结膜、后鼻孔和泄殖腔拭子标本和血液）。由于没有标准化的PCR引物，实验室技术和样品处理可能会有所不同，因此不同实验室的结果有所不同。由于检测的敏感性，必须使用技术收集PCR样品，以避免环境或其他鸟类的污染。PCR不能区分活的和不活的微生物。测试结果必须根据临床表现和其他实验室测试进行解释。一些基于PCR的检测不能区分鹦鹉热衣原体和密切相关的衣原体，诊断人员应选择专门区分鹦鹉热衣原体DNA和其他衣原体的检测，或谨慎解释阳性DNA结果。原位杂交：使用衣原体DNA探针是记录固定组织中衣原体存在的首选方法。已开发出基于PCR的特异检测方法，用于检测福尔马林固定组织切片中的衣原体DNA。

虽然没有流行病学证据表明年轻人、老年人或免疫功能低下的人患病风险增加，但应考虑对与这些人接触的鸟类进行更严格的检测。在选择测试和解释结果时，咨询经验丰富的鸟类兽医可能会有所帮助。由于正确的样本采集技术和处理对于获得准确的检测结果至关重要，因此应联系临床实验室了解样本提交的具体情况。

受感染的禽鸟应在兽医指导下用抗生素治疗，相较于氯四环素方案，强力霉素方案或许更优[33]。禽类鹦鹉热衣原体的治疗通常是成功的，但病原体在不断发展，没有一个治疗方案可以确保完全消除每只鸟的感染。因此，禽类衣原体病的治疗应在咨询经验丰富的禽类兽医后，由持证兽医监督。由于鹦鹉热衣原体可在环境中持续存在，因此有必要清理所有可能被污染的区域，首先去除有机物质，然后消毒，建议在进行此过程中使用包括手套、N95口罩、防护眼镜和外科帽等防护设备[33]。

关于是否该杜绝接触宠物鸟的问题，尤其是曾患过鹦鹉热肺炎的患者是否该杜绝接触宠物鸟以避免未来再次感染，这应该是没有必要的，因为鸟类的鹦鹉热治疗往往是有效的，基本可以治愈，至少可抑制接触传播的风险。坊间报道表明，许多宠物店老板经常在出售的鸟类（特别是鹦鹉等宠物鸟）的饮用水中加入一些四环素，以保持它们的健康，直到它们被出售并被重新安置在宽敞的笼子里，那里疾病和病原体脱落的可能性较小。但是，不建议常规预防性抗生素治疗，因为它可能会导致不良反应，并可能产生鹦鹉热衣原体和其他细菌的耐药菌株。虽然抗生素对鹦鹉热耐药的案例尚未在鸟类中报道，但在猪中已记录到抗药性猪衣原体[34]。因此，鹦鹉热衣原体耐药菌株的潜在发展是需要关注的问题。

虽然目前还没有鹦鹉热的人类疫苗，但在家禽中编码鹦鹉热MOMP的DNA疫苗已取得了良好的成绩[35, 36]。一种有效的兽医疫苗对减少人类鹦鹉热的发病率具有重大价值。

广大医务人员一旦确诊鹦鹉热衣原体肺炎，应及时向有关卫生部门报备，以便监督和采取适当的公共卫生应对措施。在美国，鹦鹉热是国家法定的一种疾病，大多数州要求医生向相应的州或地方公共卫生部门报告鹦鹉热病例[37, 38]。

四、说明

（1）大部分病例疗效好，在确诊鹦鹉热后使用多西环素等针对性抗生素后，症状可快速缓解，预后良好。现代鹦鹉热的病死率极低，这与前抗生素时代35%—40%的死亡率形成鲜明对比[39]。当然，仍有少数病例进展为重症鹦鹉热，合并多重细菌感染，出现呼吸衰竭等，预后不良。因此，尽早确诊以及最好预防工作，早期给予对症治疗，可大大改善预后。

（2）影响治疗效果的因素有多种。治疗效果与患者病情严重程度、感染的病原菌类型以及对药物的敏感性、治疗的时机、给药的途径、是否联合用药、有无合并症、用药是否规则、疗程是否足够等均有关系。

参考文献

［1］ KOHLHOFF SA，HAMMERSCHLAG MR. Treatment of Chlamydial infections：2014 update［J］. Expert Opin Pharmacother，2015，16（2）：205–212.

［2］ Donati M，Rodriguez Fermepin M，Olmo A，et al. Comparative in vitro activity of moxifloxacin，minocycline，and azithromycin against Chlamydia spp［J］. Antimicrob Chemother，1999，43（6）：825–7.

［3］ Donati M，Pollini GM，Sparacino M，et al. Comparative in vitro activity of garenoxacin against Chlamydia spp［J］. Antimicrob Chemother，2002，50（3）：407–10.

［4］ Niki Y，Kimura M，Miyashita N，et al. In vitro and in vivo activities of azithromycin，a new azalide antibiotic，against Chlamydia［J］. Antimicrobial Agents Chemother，1994，38（10）：2296–9.

［5］ Binet R，Maurelli AT. Frequency of development and associated physiological cost of azithromycin resistance in Chlamydia psittaci 6 bc and c. Trachomatis 12［J］. Antimicrobial Agents Chemother，2007，51（12）：4267–75.

［6］ 董素素，王天立，裴文军，等.重症鹦鹉热衣原体肺炎8例报道并文献复习［J］.临床肺科杂志，2021，26（10）：1572–1575.

［7］ Yung A P，Grayson M L. Psittacosis—a review of 135 cases［J］. Medical journal of Australia，1988，148（5）：228-233.

［8］ 段建民，蒋萍，刘莉，等.鹦鹉热衣原体肺炎的诊断及治疗（附5例报告）［J］.山东医药，2021.

［9］ 骆煜，金文婷，马玉燕，等.5例鹦鹉热衣原体肺炎的诊断及临床特点［J］.中华医院感染学杂志，2020，30（22）：3394-3398.

［10］ Roblin PM，Hammerschlag MR. In vitro activity of gar-936 against Chlamydia pneumoniae and Chlamydia trachomatis［J］. Antimicrob Agents，2000，16（1）：61-3.

［11］ Karlowsky JA, Steenbergen J, Zhanel GG. Microbiology and preclinical review of omadacycline. Clin Infect Dis［J］. 2019;69(Suppl 1):S6-S15.

［12］ Flarakos J, Du Y, Gu H, et al. Clinical disposition, metabolism and in vitro drug-drug interaction properties of omadacycline［J］. Xenobiotica. 2017;47(8):682-696.

［13］ Stets R, Popescu M, Gonong JR, et al. Omadacycline for community-acquired bacterial pneumonia［J］. N Engl J Med. 2019;380(6):517-527.

［14］ Fang C, Xu L, Tan J, Tan H, Lin J, Zhao Z. Omadacycline for the Treatment of Severe Chlamydia psittaci Pneumonia Complicated with Multiple Organ Failure: A Case Report. Infect Drug Resist［J］. 2022;15:5831-5838.

［15］ Katsura D，Tsuji S，Kimura F，et al.Gestational psittacosis：a case report and literature review［J］. J Obstet Gynaecol Res，2020，46（5）：673-677.

［16］ Committee on Infectious Diseases，American Academy of Pediatrics. Tetracyclines. In：Kimberlin DW，Brady MT，Jackson MA，et al.，eds. Red Book：2015 Report of the Committee on Infectious Diseases［J］. 30 th ed. Elk Grove Village，IL：American Academy of Pediatrics；2015：873.

［17］ Kline JM，Wietholter JP，Kline VT，et al. Pediatric antibiotic use：a focused review of fluoroquinolones and tetracyclines. US Pharm［J］. 2012；37（8）：56- 59.

［18］Tetracycline group in children. In：Second meeting of the subcommittee of the Expert Committee on the selection and use of Essential medicine. Geneva, Switzerland, September 29-October 3, 2008. World Health Organization Web site. http://www.who. int/selection_medicines/committees/subcommittee/ 2/ tetracycline_rev.pdf. Accessed August 25, 2016.

［19］DE BOECK C, DEHOLLOGNE C, DUMONT A, et al. Managing a cluster outbreak of psittacosis in Belgium linkedto a pet shop visit in The Netherlands ［J］. Epidemiol Infect, 2016, 144（8）: 1710 -1716.

［20］朱榕生，罗汝斌，王选锭.鹦鹉热衣原体致重症社区获得性肺炎一例［J］. 中华结核和呼吸杂志，2019，42（7）: 548-551.

［21］Miyashita N, Niki Y, Kishimoto T, et al. In vitro and in vivo activities of am-1155, a new fluoroquinolone, against Chlamydia spp［J］. Antimicrobial Agents Chemother 1997; 41（6）: 1331-4.

［22］Chen X, Cao K, Wel Y, et al.Metagenomic next-generation sequencing in the diagnosis of severe pneumonias caused by Chlamydia psittaci［J］. Infection, 2020, 48（4）: 535-542.

［23］Bibby K. Metagenomic identification of viral pathogens［J］. Trends in biotechnology, 2013, 31（5）: 275-279.

［24］Hyde SR, Benirschke K. Gestational psittacosis: case report and literature review［J］. Mod Pathol 1997; 10（6）: 602-7.

［25］Gherman RB, Leventis LL, Miller RC. Chlamydial psittacosis during pregnancy: a case report［J］. Obstet Gynecol 1995; 86: 648-50.

［26］Harkinezhad T, Geens T, Vanrompay D. Chlamydophila psittaci infections in birds: a review with emphasis on zoonotic consequences［J］. Veterinary microbiology, 2009, 135（1-2）: 68-77.

［27］Roberts JP, Grimes JE. Chlamydia shedding by four species of wild birds［J］. Avian Dis. 1978; 22（4）: 698-706.

［28］Rodolakis A, Mohamad KY. Zoonotic potential of Chlamydophila. Vet

Microbiol［J］. 2010; 140(3–4): 382–391.

［29］Flammer K. Chlamydia. In: Altman RB, Clubb SL, Dorrestein GM, et al., eds. Avian Medicine and Surgery［J］. Philadelphia, PA: Saunders; 1997: 364–379.

［30］Longbottom D, Coulter L. Animal chlamydioses and zoonotic implications［J］. J Comp Pathol. 2003; 128(4): 217–244.

［31］Deschuyffeleer T, Tyberghien L, Dickx V, et al. Risk assessment and management of Chlamydia psittaci in poultry processing plants［J］. Ann Occup Hyg. 2012; 56(3): 340–349.

［32］Guzman DSM, Diaz-Figueroa O, Tully T Jr, et al. Evaluating 21-day doxycycline and azithromycin treatments for experimental Chlamydophila psittaci infection in cockatiels(Nymphicus hollandicus)［J］. J Avian Med Surg. 2010; 24(1): 35–45.

［33］National Association of State and Public Health Veterinarians. Compendium of measures to control Chlamydophila psittaci infection among humans (psittacosis) and pet birds(avian chlamydiosis)2008. Available at: http://www.nasphv.org/documentsCompendiaPsittacosis.html. Accessed March, 2009.

［34］Suchland RJ, Sandoz KM, Jeffrey BM, et al. Horizontal transfer of tetracycline resistance among Chlamydia spp. in vitro［J］. Antimicrob Agents Chemother, 2009, 53(11): 4604–4611.

［35］Vanrompay D, Cox E, Volckaert G, et al. Turkeys are protected from infection with Chlamydia psittaci by plasmid DNA vaccination against the major outer membrane protein［J］. Clin Exp Immunol, 1999, 118(1): 49–55.

［36］Zhou J, Qiu C, Cao XA, et al. Construction and immunogenicity of recombinant adenovirus expressing the major outer membrane protein(momp) of Chlamydophila psittaci in chicks. Vaccine, 2007, 25(34): 6367–72.

［37］Centers for Disease Control and Prevention. Summary of Notifiable diseases—

United States, 2012 [J]. MMWR Morb Mortal Wkly Rep, 2014, 61 (53):
1–121.

[38] Centers for Disease Control and Prevention.Summary of notifiable infectious
diseases and conditions—United States, 2014. MMWR Morb Mort Wkly Rep,
2016, 63 (54): 1–152.

[39] Schaffner W. Chlamydia psittaci (psittacosis). In: Mandell GL, Douglas
RG. Bennett JE, eds.Principles and practice of infectious diseases [J]. 2 nd
edn. New York: John Wiley, 1985: 1061–1063.(Received July 15; accepted
August 13, 1987)

第十一章

预后及展望

鹦鹉衣原体感染在人类中可有多种表现，从无症状感染到严重的系统性疾病。症状通常是呼吸道性质的（肺炎），但感染也可能保持无症状，表现为非特异性发热性疾病或侵袭性疾病，如脑膜炎、肝炎或败血症[1、2]。

临床医生和公众对鹦鹉热及其表现的认识很低，再加上鹦鹉热衣原体检验通常不包括在常规诊断项目中，很可能会出现鹦鹉热的漏诊[3]，从而低估鹦鹉热的发病率和对公共卫生的重要性。

据B. de Gier[4]估计，2012—2014年，荷兰每年有1500多名有症状的鹦鹉热患者未被诊断。这些结果证明，应提高临床医生和公众对这种人畜共患病的认识，并可能优先考虑旨在减少鹦鹉热疾病负担的政策。一项研究[4]使用欧洲疾病预防和控制中心为"欧洲传染病负担工具包"开发的方法，构建了一个模型，以估计鹦鹉热引起的残疾调整生命年（DALYs）中的疾病负担。利用该模型，估计了2012—2014年荷兰鹦鹉病造成的疾病负担为每年222 DALY（95% CI 172—280），这与荷兰同期风疹或志贺氏菌病估计造成的残疾调整生命年数量相当。这结果强调鹦鹉热的公共卫生重要性，并确定鹦鹉热有关的临床表现和预后的证据差距。

mNGS检测可以快速明确病原学诊断，有助于及时启动特异性抗感染治疗，可减少抗菌药物的使用，改善预后。一旦怀疑或诊断鹦鹉热衣原体肺炎，可选择使用多西环素治疗，对于妊娠期鹦鹉热肺炎，早期分娩胎儿可获得良好的母婴结局。

重症鹦鹉热衣原体肺炎可发展为呼吸衰竭及多器官功能障碍，包括心、肝、肾。重症鹦鹉热肺炎及时使用合适的抗生素治疗效果良好。mNGS能快速准确地检测出致病病原体，尽早进行针对性的治疗，改善预后，具有一定的临床应用价值。

广大的医务人员要充分认识鹦鹉热肺炎的临床特征，注意将鹦鹉热衣原体肺炎从那些社区获得性肺炎中甄别出来，早期经验性抗感染治疗，以提高其治疗成功率。

参考文献

［1］ Heddema E R，van Hannen E J，Duim B，et al. An outbreak of psittacosis due to Chlamydophila psittaci genotype A in a veterinary teaching hospital［J］. Journal of Medical Microbiology，2006，55（11）：1571-1575.

［2］ Yung A P，Grayson M L. Psittacosis—a review of 135 cases［J］. Medical journal of Australia，1988，148（5）：228-233.

［3］ Spoorenberg S M C，Bos W J W，Van Hannen E J，et al. Chlamydia psittaci：a relevant cause of community-acquired pneumonia in two Dutch hospitals［J］. 2016.

［4］ De Gier B，HOGERWERF L，DIJKSTRA F，et al. Disease burden of psittacosis in the Netherlands［J］. Epidemiol Infect，2018，146（3）：303-305.

第十二章

典型病例

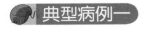 典型病例一

📋 病历摘要

男性，59岁，无业，因"发热4天"于2020年2月16日收入本院。

患者4天前无明显诱因出现发热，当时未测体温，具体体温不详，未予处理。伴畏寒、四肢乏力，偶咳嗽，干咳为主，无咳痰，无寒战，无气促。2天前患者开始出现嗜睡状态，间中胡言乱语，后神志状态逐渐变差，左侧肢体乏力加重，遂至我院急诊就诊，急诊测温38.9 ℃，查颅脑＋胸部CT示右肺下叶片状稍高密度模糊影，考虑为感染性病变；主动脉及冠状动脉硬化。现为求进一步诊治，拟"发热"收住我科。起病以来，患者精神较差，嗜睡状态，胃纳可，大小便正常。

【既往史】

有高血压病史18年余，服用"氨氯地平5 mg qd"降压治疗，血压控制在125/70 mmHg。有手术史：冠心病史4年余，2017年12月18日与我院行冠状动脉支架植入术，长期服用"瑞舒伐他汀钙片10 mg qd，琥珀酸美托洛尔缓释片95 mg qd，阿司匹林肠溶片0.1 g qd"。

【个人史、家族史】

患者吸烟30余年，每天半包，已戒烟。家族史无特殊。

【入院查体】

T：36.2℃，P：72次/分，R：25次/分，BP：86/63 mmHg，SpO_2：90%。神清，精神疲倦，懒言少语。颈抵抗，颈部查体不配合。浅表淋巴结未触及肿大，双肺呼吸音粗，未闻及明显干湿啰音。心、腹部查体未见异常。四肢肌张力升高，右侧肢体肌力5级，左上肢肌力4+级，左下肢肌力4级。神经系统病理征阴性。双下肢无水肿。

【辅助检查】

血气：PH 7.539、PO_2 156 mmHg、PCO_2 21.9 mmHg。血常规：WBC $5.69×10^9$/L，NE 80.3%，LY 16.3%。肝功+肾功+离子+心酶：ALT 73 U/L，AST 258 U/L、Ur 9.08 μmol/L，Cr 218 mmol/L，UA 512 μmol/L，Na 129 mmol/L，K 3.21 mmol/L，CK 7737 U/L，CK-MB 73 U/L。颅脑+胸部CT：右肺下叶片状稍高密度模糊影，考虑为感染性病变；主动脉及冠状动脉硬化；颅脑CT平扫未见明显异常。降钙素原检测+肌红蛋白测定：肌红蛋白613.5 ng/mL，降钙素原4.26 ng/mL。CRP：229.5 mg/L；PRO-BNP：281.4 pg/mL。D-二聚体1.59 mg/L，凝血酶原时间13.9秒，活化部分凝血活酶时间33.4秒，纤维蛋白原定量6.89 g/L；支气管（灌洗液）华大基因病原微生物高通量检测提示：鹦鹉热衣原体。

【诊治经过】

患者入院后有发热、神志嗜睡状态，有多器官功能衰竭表现，转入ICU进一步抢救。转入后考虑肺部感染、CNS感染可能性，予美罗培南抗细菌、奥司他韦抗病毒，并予抗休克、冠心病二级预防、护胃、纠正内环境紊乱等对症支持治疗，患者氧合转差，气促明显，多器官功能损害进一步加重。2020年2月17日予气管插管、呼吸机辅助通气，加用莫西沙星、阿昔洛韦加强抗感染，2月19日行院内扩大会诊后将

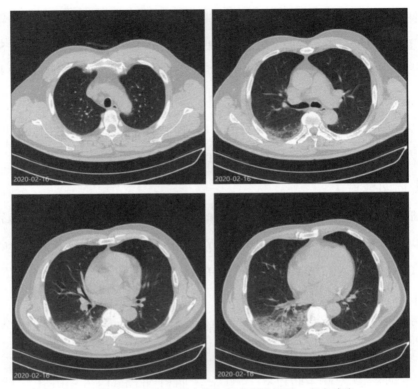

图1 胸部CT：右肺下叶片状高密度模糊影，考虑感染

阿昔洛韦改为利巴韦林继续抗病毒治疗，完善肺泡灌洗液、血标本病原体基因检测，患者循环逐渐稳定。2月20日痰涂片提示找到少量抗酸杆菌，予完善PPD等检查，2月21日肺泡灌洗液提示鹦鹉热衣原体感染，未见结核分枝杆菌。请二院会诊考虑目前抗感染有效，结核依据不足，继续完善结核T-SPOT检验进一步明确。予加用多西环素抗感染，停用利巴韦林，患者感染指标逐渐下降，氧合逐渐改善，逐渐下调呼吸机参数，2月22日予拔除气管改呼吸机氧疗，患者神清，自主咳痰，近期无发热，复查胸部CT。肺炎复查，对比前片（2020年2月19日）：左下肺实变灶已基本消失，左下肺少量索条状纤维化灶；右下肺大片实变灶，范围较前有缩小，未见明确胸腔积液。胸主动

脉、冠状动脉硬化，少量心包积液（厚径12 mm）。2月25日患者病情稳定，转入普通病房进一步治疗。2月28日一般细菌/嗜血杆菌培养及鉴定：鲍曼不动杆菌2+，复查血常规、肝肾功能、电解质未见明显异常。继续予以盐酸多西环素抗感染、护肝、抗炎、平喘、化痰、降压、调脂及对症治疗。经治疗患者病情稳定好转出院。

【最终诊断】

1. 鹦鹉热衣原体肺炎；

2. 感染性休克；

3. 多器官功能障碍综合征（心、肝、肾、血液）；

4. 心包积液；

5. 冠心病：三支血管病变 支架植入术后心功能Ⅱ级；

6. 高血压病。

【随诊】

后续门诊随诊，患者病情好转。

分析讨论

本例患者为中年男性患者，以发热为主要表现，伴乏力、咳嗽，后续出现嗜睡、多器官功能障碍，病情危重，入院即予美罗培南抗细菌、奥司他韦抗病毒，并予抗休克等对症支持治疗，后续患者病情进展，血氧进行性下降，予气管插管，呼吸机辅助呼吸加用莫西沙星、阿昔洛韦加强抗感染，后续更改阿昔洛韦改为利巴韦林继续抗病毒治疗，后续患者肺泡灌洗液提示鹦鹉热衣原体感染，予加用多西环素抗感染，停用利巴韦林，经抗感染治疗，患者病情好转稳定，疗程15天，预后较好。

本案例中，患者入院时给予美罗培南抗细菌、奥司他韦抗病毒，但效果欠佳，后续出现气促血氧进行性下降，予气管插管，后续肺泡灌洗液检出鹦鹉热衣原体感染，调整美罗培南、莫西沙星联合多西环素抗感染后患者病情病情好转。应用mNGS可提高鹦鹉热诊断的准确性，减少延误。对重症鹦鹉热肺炎患者及时使用适当的抗生素治疗效果良好。

鹦鹉热衣原体属于衣原体科，因此，可干扰DNA和蛋白质的合成的四环素类、大环内酯类、喹诺酮类均可作为其治疗选择[22]。目前，四环素类是治疗鹦鹉热肺炎的首选，如多西环素、四环素、强力霉素、米诺环素[23]。阿奇霉素、喹诺酮类对鹦鹉热衣原体同样有抗菌活性，其中以莫西沙星效果最好[24]，而阿奇霉素被认为是有四环素类、喹诺酮类禁忌患者的最佳替代药物，但重症及妊娠期患者可能对大环内酯类药物无效[25]。对于重症患者推荐使用强力霉素[3]，鹦鹉热肺炎疗程推荐14—21天以防止复发[26]。

鹦鹉热衣原体可通过直接接触动物、鸟类的鼻腔分泌物、传染性鸟类排泄物，甚至吸入羽毛尘等途径传播给人类。人际传播尚未得到证实。感染开始在上呼吸道，并可能长期持续存在于黏膜表面。黏膜细胞感染促进宿主免疫反应，导致自身免疫反应，表现为非典型肺炎。

禽类接触或职业性接触是患者病史中最重要的线索。鹦鹉热通常出现于年轻、中年男性，主诉发热（最常见的症状）、寒战、头痛、肌痛和干咳。全身疾病的症状从轻微到严重不等。全身受累时，患者可表现为肝脾肿大及胃肠道症状。心内膜炎和心肌炎也曾被描述过，而且有少部分患者会出现精神状态改变。潜伏期通常为5—19天，但也可长达28天。

目前针对鹦鹉热的主要治疗方法是四环素。四环素500 mg口服

（PO）4次/天或强力霉素100 mg PO或静脉滴注（IV）2次/天被描述为一种治疗选择，持续7—10天。二甲胺四环素100 mg PO或IV每天2次也可能有效。大环内酯类药物是二线药物。阿奇霉素250—500 mg每日一次比红霉素更受欢迎。大环内酯类药物是治疗儿童的首选药物。

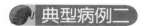

典型病例二

病历摘要

男性，64岁，无业，因"排黑便1天"于2022年1月16日收入本院。

患者1天前无明显诱因出现排黑色烂便，共2次，每次量约100 g，无腹痛、腹胀，无恶心、呕吐，无厌油，无胸闷、气促，无心悸，无胸闷，无头晕、乏力，遂至我院急诊就诊，予补液处理后，拟"黑便查因"收入消化内科。自起病以来，精神、胃纳、睡眠一般，体重无明显改变。

【既往史】

高血压病史多年，最高血压145/mmHg，长期服用降压药控制血压，自诉血压控制可，余无特殊。

【个人史、家族史】

无特殊。

【入院查体】

T：36.5 ℃，P：110次/分，R：20次/分，BP：152/94 mmHg。神志清晰，双肺呼吸音清，左下肺可闻及湿啰音。未闻啰音，律齐，各瓣膜听诊区未闻及病理性杂音。腹平软，全腹无压痛，无反跳痛，全腹未及包块，肝脾肋下未触及，Murphy's征阴性，肝肾区无叩痛，移动性浊音阴性，肠鸣音8次/分。双下肢无浮肿。

【辅助检查】

D-二聚体1.02 mg/L；C反应蛋白261.7 mg/L；高敏肌钙蛋白T 17 ng/L；降钙素原0.45 ng/mL；N-端脑利钠肽前体325.8 pg/mL；感染八项未见明显异常。ECG：窦性心律；ST段改变。肌酸激酶1560 U/L；登革病毒抗原检测、G实验、呼吸道病原体九项、溶血四项、结核抗体未见明显异常。血气血氧离子分析：动脉血酸碱度7.485，氧分压64.7 mmHg，动脉血CO_2分压25 mmHg，血氧饱和度93.9%，钾3.48 mmol/L，钠125.4 mmol/L，氯96 mmol/L，实际

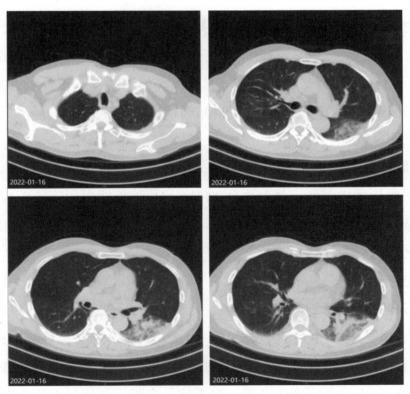

图2　胸部CT：左下肺炎症

碳酸氢根18.4 mmol/L，二氧化碳总量19.2 mmol/L，标准碳酸氢盐21.6 mmol/L，血液剩余碱-3.3 mmol/L；尿液分析+沉渣：尿蛋白1+，尿糖1+，潜血3+，沉渣红细胞21.1/μL；EB病毒抗体测定两项：抗EB衣壳抗原IgG阳性（+）S/CO。

【诊治经过】

患者以消化道症状为首发表现，入院后消化内科排除消化道出血，予抗感染治疗后仍有反复发热后转入呼吸内科。转入后予拜复乐联合多西环素抗感染，行纤支镜肺泡灌洗，灌洗液送mNGS，结果回报找到鹦鹉热衣原体。考虑鹦鹉热社区获得性肺炎，继续原抗感染方案。余予补液、碱化尿液处理后，患者症状好转出院。

【最终诊断】

1. 社区获得性肺炎（鹦鹉热衣原体，PSI评分99分，中危：Ⅳ级）；

2. 横纹肌溶解综合征症；

3. 高血压病；

4. 胆囊结石；

5. 左肾囊肿；

6. 左肾结石；

7. 右肾结节性质待定。

📋 分析讨论

在本案例中，患者初诊时未出现明显呼吸道不适，以消化道不适为首发症状，入院后在确诊鹦鹉热之前已使用拜复乐联合多西环素抗感染，后续肺泡灌洗液检出鹦鹉热支原体后，继续拜复乐联合多西环素抗感染，后患者感染得到控制，病情好转出院。

　　鹦鹉热是患者感染鹦鹉热衣原体致病的，高风险职业暴露主要发生在养禽爱好者和家禽业从业人员中，大多数人感染是无症状的，但发病和死亡的概率很大。因此，对于这些高危人群的识别有助于疾病的诊断。该疾病通常出现于年轻、中年男性，主诉发热（最常见的症状）、寒战、头痛、肌痛和干咳。全身疾病的症状从轻微到严重不等。全身受累时，病人可表现为肝脾肿大及胃肠道症状，在本案例中，患者以不典型的胃肠道表现，而后出现发热症状，通过肺泡灌洗液确诊鹦鹉热。

　　鹦鹉热的预后很大程度上取决于患者的基线健康状况、疾病的严重程度以及早期诊断和治疗。完全恢复可能需要6—8周，包括胸片上的变化。根据美国疾病控制与预防中心的数据，如果早期诊断和适当治疗，美国目前的死亡率不到1%。目前，四环素类是治疗鹦鹉热肺炎的首选，如多西环素、四环素、强力霉素、米诺环素[23]。阿奇霉素、喹诺酮类对鹦鹉热衣原体同样有抗菌活性，其中以莫西沙星效果最好[24]，而阿奇霉素被认为是有四环素类、喹诺酮类禁忌患者的最佳替代药物。

　　衣原体对喹诺酮类、四环素类和大环内酯类等抗生素敏感，但这些抗生素不具有杀菌作用，因此，要将病原体从体内清除，必须长期持续使用抗生素，同时，有效的免疫反应也有助于彻底清除病原体。动物禽衣原体病的治疗通常使用四环素（如多西环素）或喹诺酮类（如恩诺沙星），治疗衣原体病的首选药物是氯四环素和多西环素。有研究报道在鹦鹉热感染后，即使在发热得到控制后，也应继续使用四环素治疗10—14天，对于禁忌使用四环素的儿童和孕妇，更好的选择是使用大环内酯类抗生素，如红霉素或阿奇霉素（剂量：250—500 mg，4次/天，疗程7天）。

横纹肌溶解是指骨骼肌的溶解，其特征是肌细胞内容物、肌红蛋白、肌浆蛋白（肌酸激酶、乳酸脱氢酶、醛缩酶、丙氨酸和天冬氨酸转氨酶）和电解质渗漏到细胞外液和循环中。常见症状和体征为肌肉无力、疼痛/肌痛、局部肿胀，并可能伴有暗红色尿液/肌红蛋白尿。横纹肌溶解是急性肾功能衰竭的主要原因之一。横纹肌溶解引起的肾损伤通过多种途径进展，导致急性肾小管坏死。

目前关于横纹肌溶解合并鹦鹉热的报道较少，笔者所在课题组曾研究探讨重症鹦鹉热衣原体肺炎合并横纹肌溶解的临床特点、诊断及治疗。研究表明，鹦鹉热并发横纹肌溶解的特点是发热、疲劳、肌痛和茶色尿液，肌酸激酶和肌红蛋白显著升高。早期应用McMahon评分评估急性肾损伤的风险，早期应进行肾替代治疗和肾保护治疗。在重症患者中，早期使用经验性抗生素，包括喹诺酮类药物，可改善预后。

典型病例三

病历摘要

男性，58岁，退休人员，因"肾移植术后3周余，气促发热半天"于2019年10月5日入院。

患者3周余前因慢性肾功能衰竭于我院行同种异体肾移植术，手术顺利，术后肾功能可基本恢复正常，并以骁悉+他克莫司+西罗莫司+激素维持抗排斥治疗，门诊定期复查。半天前无明显诱因开始出现气促发热，体温最高38 ℃，无明显咳嗽咳痰，伴腹泻及呕吐，排泄物为黄色水样便，呕吐物为胃内容物，为进一步治疗，门诊拟"肾移植术后"收入我科。发病以来，患者精神饮食睡眠差，小便正常，大便同前述，体重无明显变化。

【既往史】

体质较弱，有肝炎、肺气肿病史，有高血压病史，血压控制可，否认结核病史，否认输血史，否认外伤史。有手术史：20余年前因"阑尾炎"外院行阑尾切除术（具体不详）；4年前因"泌尿系结石"行手术治疗（具体不详）；10个月前外院行"左前臂动静脉内瘘成形术"；2019年9月11日我院行同种异体肾移植术。有药物及食物过敏史：自诉对氨丁三醇过敏。

【个人史、家族史】

个人史、家族史无特殊。

【入院查体】

T：36.9℃，P：119次/分，R：30次/分，BP：138/80 mmHg，急性面容，查体合作，对答切题。左肺呼吸音粗，可闻及少许湿性啰音，右肺呼吸音清，未闻及明显干湿性啰音，心率119次/分，心律齐，各瓣膜听诊区未闻及病理性杂音。腹壁静脉未见怒张，未见胃肠型及胃肠蠕动波。腹平软，右下腹可见一陈旧手术瘢痕，可扪及移植肾，质韧，无肿胀，无压痛。全腹无压痛、反跳痛，肝脾肋下未及，Murphy's征（-），肝区无叩痛，双肾未扪及，无叩痛，膀胱不充盈，无压痛。移动性浊音阴性，肠鸣音4次/分。双下肢无浮肿。

【辅助检查】

胸部CT：左上肺、下肺大片炎症；两肺小叶中央型肺气肿。主动脉及冠状动脉硬化。余胸部CT平扫未见明显异常。血常规：白细胞计数0.92×10^9/L，嗜中性粒细胞百分数54.3%，血红蛋白浓度133 g/L，血小板计数180×10^9/L；丙氨酸氨基转移酶9 U/L，天门冬氨酸氨基转移酶13 U/L，白蛋白37.6 g/L，尿素12.91 mmol/L，肌酐

243 μmol/L，尿酸474 μmol/L，钾3.92 mmol/L，钠141 mmol/L，氯化物107 mmol/L，钙2.01 mmol/L；白细胞介素-6>5000.0 pg/mL，降钙素原36.64 ng/mL；血气血氧离子分析：酸碱度7.379，氧分压89.8 mmHg，二氧化碳分压22.6 mmHg；华大基因肺泡灌洗液病原体DNA高通量测序：大肠埃希菌（1484）、弗格森埃希菌（127）、小韦荣球菌（300）、殊异韦荣球菌（270）、唾液链球菌（103）、副血链球菌（77）、奈瑟菌属（698）、志贺菌（643）、普雷沃菌（583）、嗜血杆菌（448）、乳杆菌（389）、劳特罗普菌（194）、罗氏菌（177）。

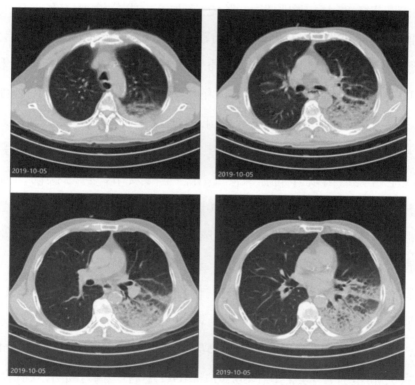

图3 胸部CT：左上肺、下肺大片炎症，两肺下叶中央型肺气肿

【诊治经过】

入院时患者肺部感染明确，病原菌不明，存在多脏器功能不全，

考虑感染较重，暂停所有抗排斥药物，予美罗培南+万古霉素+米卡芬净+伏立康唑+复方磺胺抗感染治疗，粒细胞集落刺激因子注射、纠正酸中毒、雾化吸氧、丙球免疫支持、护胃及其他对症支持治疗。2019年10月5日20：00左右患者开始出现血压下降，神志转差，予多巴胺升压，后转ICU继续治疗。后患者出现脓毒血症、感染性休克、肝肾功能损害、骨髓抑制，予气管插管呼吸机辅助呼吸，予美罗培南+替考拉宁+米卡芬净+伏立康唑+复方磺胺甲噁唑抗感染、抑酸护胃、乌司他丁抗休克、甲强龙抗排斥、补充白蛋白纠正低蛋白血症、丙种球蛋白调节免疫力、胸腺肽增强免疫功能、成分输血（血小板+血浆+红细胞）、促进造血、纠正电解质紊乱、CVVH稳定内环境等治疗。

经治疗，10月5日拔出气管插管继续氧疗，生命体征逐渐稳定，并于10月17日转回器官移植病区继续治疗。转入后继续予无创正压通气、雾化、抗感染、护胃、纠正贫血及凝血功能、床边连续血压净化及其他对症支持治疗。后续患者再次出现病情变化，10月18日12：15左右突然出现外周脉氧测不出，全身发绀，神志模糊，血压有下降，急行气管插管吸痰，可见气道较多黏痰，肾上腺素及多巴胺升压，后患者外周脉氧可升高到90%以上，血压上升，转入呼吸科治疗，查痰培养提示鲍曼不动杆菌，转入后予"硫酸多粘菌素B、米开民、替考拉宁、注射液舒巴坦钠、伏立康唑"抗感染、CVVH、气管插管插管、增强免疫力、抗排斥、输血等经治疗，患者感染指标有所下降，但10月23日凌晨再次氧合转差，外周脉氧搏动在85%—88%，血压需大剂量升压药维持在80/50 mmHG左右，胸片提示双肺阴影较前增多，纤支镜检查吸出大量棕褐色稀薄痰，PCT较前升高，胸片阴影较前增多，考虑肺部感染加重、感染性休克，考虑感染加重，加强抗感染治疗。后续与患者家属沟通，家属要求出院，予办理自动出院。

【最终诊断】

1.重症肺炎（鹦鹉热衣原体）；

2.菌血症；

3.感染性休克；

4.肾移植术后肾功能不全；

5.高血压病3级（极高危组）；

6.双侧肺气肿；

7.乙肝病毒携带者；

8.泌尿系结石术后；

9.阑尾切除术后；

10.前臂动脉内瘘成型术后；

11.急性胃肠炎；

12.骨髓抑制；

13.凝血功能障碍；

14.肝功能异常；

15.消化道出出血待排。

【随诊】

患者出院后不久死亡。

分析讨论

本案例中，患者为肾移植患者，以发热、气促、腹泻、呕吐为主要表现，该患者入院后肺部感染明确，存在多脏器功能衰退，考虑感染严重，予抗细菌、真菌全覆盖抗感染方案，但患者病情仍逐渐转差，出现重症肺炎、感染性休克。

鹦鹉热是一种由专性细胞内细菌鹦鹉衣原体引起的全身性疾病，

通常累及呼吸系统。病谱变化很大，从亚临床感染到需要机械通气的重症肺炎。关于鹦鹉热发展为肺炎和此类病例的报道管理数据有限。有研究表明，重症肺炎是鹦鹉热引起的一种罕见但可能危及生命的并发症。从鹦鹉热进展到重症肺炎，适当的抗生素使用及辅助激素治疗可能有助于疾病的好转。不同的人感染鹦鹉热，疾病进展变化不尽相同，从许多亚临床感染发展至多器官功能衰竭的病例中。潜伏期通常为5—14天，患者一般会出现全身症状，包括发烧、全身僵硬、出汗、头痛和肌痛，咳嗽和嗜睡等呼吸道症状往往较晚出现。有研究报道表明，鹦鹉热感染导致重症肺炎呼吸衰竭需要机械通气的案例中，死亡率可达66%。在本案例中，患者最终也因为重症肺炎导致死亡结局。关于诊断鹦鹉热常见的实验室检查结果包括中性粒细胞升高，常伴有白细胞正常，血沉和CRP升高，以及肝功能异常。80%的患者胸片异常，通常为下叶实变，少见多叶改变。

四环素治疗被公认为鹦鹉热的一线治疗，疗程一般为7—14天，多西环素（100 mg bid）使用后，通常在48小时后开始退热。一旦开始四环素治疗，通常能看到疾病改善。已有研究表明严重鹦鹉热肺炎患者的病例回顾发现，患者在开始米诺环素治疗后3天内普遍退烧，呼吸功能逐渐改善。

在本案例中，患者从入院到出院过程中未使用多西环素，考虑该例患者为肾移植术后长期口服抗排斥药物，基础情况差，在一定意义上也意味着患者预后差。

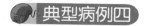 典型病例四

病历摘要

男性，64岁，无业，因"咳嗽、咳痰5天，恶心、呕吐2天"于2021年1月25日入院。

患者5天前着凉后出现咳嗽、咳痰，少许白色黏液痰，偶伴黄痰，伴鼻塞，流清涕，无发热，无肌肉酸痛，无全身乏力，自行购买感冒药，服用后无明显好转；2天前中午在家吃完饭后出现恶心、呕吐，呕吐胃内容物，非喷射性，无血性液体，无黄绿色液体，无腹痛、腹胀、腹泻，呕吐3次，伴纳差，伴头晕，伴乏力，当时未予处理；1天前呕吐次数增加，4—5次，呕吐如前；1天前下午约14：00全身乏力摔倒在家，当时意识清醒，自己不能站起，1小时后被家属发现扶起，当时四肢活动可，搀扶下可走动，伴头晕，言语清，无气促、胸闷、胸痛，无大小便失禁，无抽搐，伴发热，最高体温39.0 ℃，无寒战，遂送至阜沙医院，行颅脑CT未见异常，胸部CT示左上肺炎症，拟"肺炎"收入院，入院后WBC 12.47×10 E 9/L、NE 82.6%、CRP 142.4 mg/L、BNP 754.6 ug/L、CK 4246 U/L、CK-MB 39 U/L、PCT 5.86 ng/mL、血糖20.5 mmol/L，予对症处理后（具体治疗不详），复查示以上指标上升，心脏彩超示左室壁运动异常；今日约18点，患者出现"恶性心律失常、室颤"2次（具体不详），可自行恢复；考虑病情危重，家属要求转上级医院诊治，120送至我院急诊，CT考虑肺部感染，经我科二线会诊后收入我科进一步治疗。自起病以来，患者精神、睡眠欠佳，纳差，大、小便如常，体重无明显变化。

【既往史】

无特殊既往史。

【个人史、家族史】

吸烟30余年，每日20余支，饮酒30余年，每日500余克。家族史无特殊。

【入院查体】

T：37.8 ℃，P：110次/分，R：17次/分，BP：141/85 mmHg；带入经口气管插管、右锁骨下中心静脉导管、尿管；患者神志清醒，检查欠合作；患者双侧瞳孔等大等圆，直径约2.5 mm，对光反射灵敏；双侧呼吸音粗，可闻及明显湿性啰音；心率110次/分，心律齐，未闻及病理性杂音；腹软，无压痛、反跳痛，肠鸣音正常；双下肢活动可，无水肿。SPO_2 99%（吸氧气）。听诊双侧呼吸音粗，可闻及明显湿性啰音。

【辅助检查】

2021年1月25日急诊血气分析：PH 7.329，PCO_2 27.7 mmHg，PO_2 83 mmHg，HCO_3 14.6 mmol/L；BNP ＞ 9000.00 pg/mL；D-二聚体2.260 mg/L；TnT 483.000 ng/L。血常规：WBC 13.31 × 10 E9/L、NE 90.5%、HGB 145 g/L。肝肾功能＋离子六项：AST 338 U/L、ALT 70 U/L、LDH 575 U/L、CK 20392 U/L、CK-MB 191 U/L、GGT 275 U/L、hs-CRP 290.2 mg/L、ALB 32.1 g/L、Cr 178 μmol/L、UA 543 μmol/L、Na 133 mmol/L、CL 95 mmol/L。颅脑＋胸部＋上腹部CT：脑萎缩，脑动脉硬化；余颅脑平扫未见明显异常。双肺片状、斑片状实变（左肺为主），边缘模糊，首先考虑炎症，建议治疗后复查；右侧胸腔极少量积液；主动脉硬化。肝右上叶稍低密度灶，大小28 mm × 14 mm，边缘欠平整，性质待定，必要时增强扫描进一步检查；肝左外叶直径13 mm囊肿；双肾小囊肿，最大者直径12 mm（右肾）。离子六项＋肌酸激酶测定＋肌酸激酶-MB同工酶活性测定：钾3.8 mmol/L，钠

135 mmol/L，氯99 mmol/L，钙1.99 mmol/L，镁0.97 mmol/L，无机磷酸盐1.1 mmol/L，肌酸激酶16620 U/L，肌酸激酶同工酶（活性）170 U/L。凝血四项：活化部分凝血活酶时间28.9秒，纤维蛋白原定量9.02 g/L；降钙素原48.75 ng/mL；乳酸2.23 mmol/L。2021年1月26日，β-羟基丁酸测定：β-羟丁酸0.16 mmol/L；血常规：白细胞计数14.53×10^9/L，嗜中性粒细胞百分数91.3%，血红蛋白量146 g/L，血小板计数207×10^9/L。心酶七项+离子六项：钾4.34 mmol/L，钙2.01 mmol/L，镁1.08 mmol/L，无机磷酸盐1.66 mmol/L，天冬氨酸氨基转移酶194 U/L，肌酸激酶6843 U/L，肌酸激酶同工酶（活性）84 U/L，α-羟丁酸脱氢酶313 U/L。肌钙蛋白T测定：高敏肌钙蛋白T 857 ng/L。血常规：白细胞计数12.36×10^9/L，嗜中性粒细胞百分数93.2%，血红蛋白量151 g/L，血小板计数196×10^9/L。呼吸道病原体九项：肺炎支原体抗体阳性（+），副流感病毒抗体阳性（+）；降钙素原89.67 ng/mL。离子六项：钾3.42 mmol/L，钠143 mmol/L，氯106 mmol/L，钙1.98 mmol/L，镁1.14 mmol/L，无机磷酸盐1.43 mmol/L。血常规：白细胞计数14.74×10^9/L，嗜中性粒细胞百分数91.5%，血红蛋白量149 g/L，血小板计数191×10^9/L。血常规：白细胞计数11.69×10^9/L，嗜中性粒细胞百分数91.9%，血红蛋白量154 g/L，血小板计数182×10^9/L。凝血四项：凝血酶原时间13.5秒，活化部分凝血活酶时间41.5秒，纤维蛋白原定量12.54 g/L。离子六项：钾5.3 mmol/L，钠143 mmol/L，氯103 mmol/L，钙1.87 mmol/L，镁1.17 mmol/L，无机磷酸盐2.39 mmol/L；Th 1/Th 2亚群检测：白介素-6 4883.53 pg/mL，白介素-10 7.06 pg/mL。

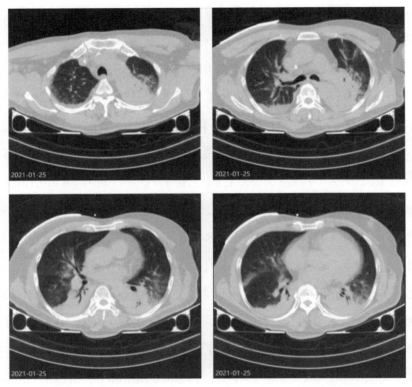

图4 胸部CT：双肺片状、斑片状实变（左肺为主），边缘模糊，右侧胸腔极少量积液

【诊治经过】

入院时患者肺部感染明确，病原菌不明，存在多脏器功能不全，考虑感染较重，暂予特治星+拜复乐控制感染（覆盖G-菌、G+菌、非典型致病菌、厌氧菌），后患者仍反复发热，感染指标持续升高，考虑感染无法控制，予调整为美罗培南+拜复乐控制感染，治疗过程中患者尿量减少，出现肾损伤，予CVVH肾替代治疗，余予维持内环境稳定、适当镇痛、镇静对症治疗，经治疗患者症状好转出院。

【最终诊断】

1.重症肺炎（鹦鹉热衣原体）；

2. 横纹肌溶解综合征；

3. 肝肿物性质待查；

4. 多脏器功能不全（肝、肾、心、肺）；

5. 肝囊肿；

6. 双肾囊肿。

分析讨论

老年男性患者，急性病程，以"咳嗽、咳痰5天，恶心、呕吐2天"入院，既往无特殊，以消化道及呼吸道症状为主要临床表现，后逐渐出现多脏器功能障碍。目前关于鹦鹉热导致多脏器功能障碍的研究报道较少，鹦鹉热从轻度疾病到伴有多器官衰竭的暴发性严重肺炎，了解其临床特征和识别危险因素对于获得更好的预后结局至关重要。

有研究进行了一项回顾性分析，目的是通过比较重症和轻重症患者的临床特征来识别鹦鹉热导致重症肺炎的的危险因素。其收集流行病学、临床、实验室、CT图像等数据。研究表明，与非重症患者相比，重症鹦鹉热肺炎患者降钙素原、尿素氮、乳酸脱氢酶、肌酸激酶（CK）、脑钠肽（BNP）、肌红蛋白、IL-6、IL-10水平显著升高，淋巴细胞、CD 8^+ T细胞计数和 PaO_2/FiO_2 比值显著降低。重症感染患者中，CT显示多叶肺炎（多于双叶）占46.7%，非重症患者为0%（$P=0.01$）。多因素分析显示，严重鹦鹉螺杆菌肺炎的独立危险因素为CK异常（OR 15.2，95% CI：1.1 — 204.8，$P=0.04$）和BNP异常（OR 22.3，95% CI：1.8 — 281.9，$P=0.02$）。在诊断鹦鹉热肺炎时，鸟类接触史应作为线索，严重的鹦鹉热肺炎患者更容易出现呼吸困难并进展为呼吸衰竭，并累及多个肺叶。CK和BNP水平异常是重症肺炎的危险因素。本案例中，患者入院时CK和BNP水平明显升高，符合易发展成为重症肺炎的特点。

由于缺乏快速和准确的诊断方法，鹦鹉热的临床诊断病例很少报道。人感染的主要途径是通过吸入动物的排泄物气溶胶到呼吸道，病原体体内后，首先进入肝、脾的网状内皮细胞增殖，然后通过血流进入肺等器官。因此，人类鹦鹉热是一种全身感染，以呼吸道感染为主。临床表现从轻度到暴发性不尽相同。通常症状出现在接触病原体5—21天后，最常见的表现为发热、严重头痛、肌痛和干咳。其他症状包括意识改变、畏光、肝脾肿大和咽炎等。当涉及呼吸系统时，鹦鹉热可表现为普通上呼吸道感染、肺炎和急性呼吸窘迫综合征。当累及心脏时，鹦鹉热可表现为培养阴性心内膜炎、心肌炎和心包炎。当肾脏受累时，鹦鹉热可表现为间质性肾炎和急性肾功能衰竭，如果涉及皮肤，可表现为霍德氏斑、玫瑰疹、多型红斑、结节性红斑、荨麻疹等。暴发性鹦鹉热合并多器官功能衰竭是罕见的。这些患者在早期可能没有明显的特殊症状，但随着病情的发展可能出现呼吸衰竭。治疗时可能需要机械通气。暴发性鹦鹉热可伴有不同程度的感染性休克和认知功能损害、肝肾功能衰竭和血液系统异常。在某些情况下，可能需要体外循环和血液透析治疗。

鹦鹉病是基于临床表现，以及实验室检查诊断的：在呼吸道标本中检测到鹦鹉热病原体；在重复血清样本中，补体结合试验或免疫荧光试验显示抗体滴度至少比正常上限高出四倍；免疫荧光检测显示IgM抗体滴度为1∶16。病原菌培养一般作为其他检测的补充，在大多数实验室中不是常规检测。许多因素会干扰血清学试验的结果，包括疾病急性期和早期使用抗生素，这可能导致假阴性结果。交叉反应可能导致假阳性结果。因此，分子生物学方法越来越受欢迎。核酸扩增检测被认为比血清学抗体检测更敏感更具有特异性。对于重症肺炎，当经验性治疗效果较差时，明确疾病的病因具有重要意义，第二代基因测序作为新一代的检测技术，在传统检测方法效果不佳的情况下，不失为一种用来检测鹦鹉热的很好的方法。

典型病例五

📋 病历摘要

男性，50岁，无业人员，因"发热、咳嗽、咳痰4天，气促2天"于2019年11月24日收入本院。

【既往史】

否认活禽接触史，周围无类似发热病人，职业为污水厂工人，有"痛风性关节炎"病史。

【个人史、家族史】

无特殊。

【入院查体】

T：38.8 ℃，P：111次/分，R：32次/分，BP：191/85 mmHg，SPO_2：98%。神志清楚，呼吸急促，双肺呼吸音粗，可闻及湿啰音，下肺明显，心律齐，未闻及杂音，腹部查体无特殊，下肢无浮肿。

【辅助检查】

入院后完善相关检查，肺炎支原体抗体二项：肺支抗体IgG>300 AU/mL。EBV核酸定量检测220 copies/mL。免疫八项：类风湿因子16.3 U/mL，C反应蛋白332.5 mg/L。肺癌五项：神经元特异性烯醇化酶38.9 ng/mL，非小细胞肺癌相关抗原12.2 ng/mL。甲功五项：促甲状腺激素0.054 uIU/mL。痰涂片、痰液真菌荧光染色、痰培养、血培养、中段尿培养、登革病毒抗原检测、真菌1-3-β-D葡聚糖（G

实验）、呼吸道病原体九项、血曲霉菌抗原、布鲁菌病抗体三项、肥
达试验、外斐试验、钩端螺旋体抗体、CMV-DNA（巨细胞病毒）核酸、
皮质醇及促肾上腺皮质激素、糖化血红蛋白、中性粒细胞胞浆抗体谱
三项、抗核抗体两项、自身抗体谱十二项、甲状腺自身抗体三项、血
涂片细胞学检查、尿液分析+沉渣未见明显异常。胸部CT：肺内感染
灶，伴索条状纤维化灶形成，双侧胸膜轻度增厚。左腋窝、右肺门、
气管隆突下肿大淋巴结。冠状动脉硬化。2019年12月9日血培养：屎
肠球菌，后行肺泡灌洗液检查高通量测序，结果检出衣原体属（序列
数1454，鹦鹉热衣原体847，流产衣原体97），未检出细菌、病毒、真
菌、寄生虫核酸。

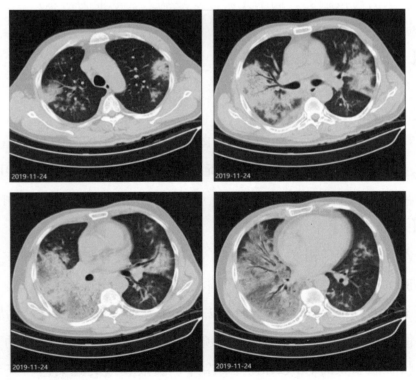

图5　胸部CT：双肺多发片状、斑片状、结节状实变影，内见充气支气管，
　　　边缘模糊，部分小叶间隔稍增厚，右侧胸腔少量积液

【诊治经过】

入院后患者反复发热，氧合恶化，气促加重，胸片提示肺部阴影逐渐增加，考虑患者重症肺炎、呼吸衰竭，治疗上予美罗培南＋莫西沙星抗感染、达菲抗病毒、纠正低蛋白血症、气管插管呼吸机辅助通气、抑酸护胃、化痰、纠正电解质紊乱、营养支持处理。患者肺部感染病原学不明，经家属同意行肺泡灌洗液病原学核酸高通量测序，结果检出衣原体属（序列数1454，鹦鹉热衣原体847，流产衣原体97），未检出细菌、病毒、真菌、寄生虫核酸，结合临床，考虑患者鹦鹉热衣原体肺炎诊断较明确，因多西环素、莫西沙星缺药，2019年11月27日开始予阿奇霉素联合环丙沙星抗感染，停用美罗培南及达菲，请临床药学科会诊后于11月28日给予左氧氟沙星替换环丙沙星。经治疗，患者氧合逐渐改善，胸片提示肺部阴影明显吸收，血象及PCT明显下降，2019年12月3日停机并拔管，面罩中流量给氧下，脉氧99%，呼吸稍促，但患者无自觉不适。2019年12月3日多西环素有药，遂停用阿奇霉素，予多西环素＋左氧氟沙星抗感染治疗。患者重症肺炎，已停呼吸机拔除气管插管，但血象有升高趋势，呼吸稍快，12月9日血培养：屎肠球菌（4/4），对庆大霉素、替加环素、万古霉素、利奈唑胺、奎奴普汀/达福普汀敏感。胸部增强CT：肺内感染灶较前稍吸收，伴索条状纤维化灶形成，双侧胸膜增厚减轻。冠状动脉硬化。继续予万古霉素＋多西环素＋亚胺培南西司他丁钠抗感染，辅以止咳、化痰、平喘、水化、碱化尿液、秋水仙碱、塞来昔布、肠道菌群、护胃。患者症状好转，予降级抗生素后患者现无发热，肺部症状好转，一般情况可，生命征平稳，指示予办理带药出院，嘱定期门诊随诊。

【最终诊断】

1. 脓毒血症（屎肠球菌）；

2. 重症肺炎（鹦鹉热衣原体）；

3. 左侧声带麻痹；

4. 麻痹性肠梗阻；

5. 过敏性皮炎；

6. 痛风性关节炎（HLA-B 5801阳性）；

7. 肝功能损害；

8. 低蛋白血症；

9. 中度贫血。

【随诊】

患者出院后预后良好。

分析讨论

本案例中，患者为50岁男性，以发热、咳嗽、咳痰、气促等类似肺炎的症状入院，入院后患者病情迅速恶化出现重症肺炎、呼吸衰竭，治疗上先予美罗培南+莫西沙星抗感染、达菲抗病毒抗感染，后肺泡灌洗液检出鹦鹉热衣原体后，使用阿奇霉素联合左氧氟沙星抗感染，后更改为多西环素+左氧氟沙星，后续患者血培养检出屎肠球菌，更改为万古霉素+多西环素+亚胺培南西司他丁钠抗感染，经治疗患者病情好转出院。

目前关于鹦鹉热的治疗，多西环素为首选治疗药物，有多西环素禁忌症时可首先考虑大环内酯抗生素，其次可以考虑使用喹诺酮类药物，在单药控制感染不佳时可以考虑联合用药。不鼓励常规预防性抗生素治疗，因为它可能引起不良反应，并可能产生鹦鹉热的耐药菌株。

鹦鹉热是一种由专性细胞内鹦鹉衣原体引起的全身性疾病，通常累及呼吸系统。接触鸟类是主要的人畜共患宿主，是感染的一个主要危险因素，病情变化很大，从亚临床感染到需要机械通气的重症肺炎。从许多亚临床感染到罕见的与多器官功能衰竭相关的严重病例中发现，在感染鹦鹉热后通常有5—14天的潜伏期，潜伏期后患者通常会出现全身症状，包括发热、全身僵硬、出汗、头痛和肌痛，并伴有咳嗽和呼吸困难等呼吸道症状，在缺乏相应抗生素治疗的患者中，有10%的患者可能出现肝脾肿大的情况。重症肺炎是鹦鹉热引起的一种罕见但可能危及生命的并发症，出现重症肺炎患者的死亡率会升高。有研究表明，在鹦鹉热发展成重症肺炎后，如果在我们使用四环素抗感染治疗后患者症状仍无明显缓解时，可以考虑使用糖皮质激素辅助治疗改善预后，但具体用量及使用时间还需要更多的理论研究支持。

关于鹦鹉热感染后的症状，有研究回顾了从1972年1月1日至1986年3月31日在费尔菲尔德医院住院的135例经血清学证实的鹦鹉热病例。患者平均年龄有46岁。大多数（85%）患者描述了近期接触鸟类的历史。对129例患者的临床特征、检查、治疗及后续反应进行分析发现，他们有共同的表现，如突然发热、全身僵硬、出汗、剧烈头痛，以及随后出现的轻度干咳。另外还有18%的患者没有呼吸道症状，仅有腹泻和喉咙痛的表现。超过90%的病例有异常的胸片表现或不正常的胸部体征，大多数患者白细胞计数正常，87%的患者使用四环素药物进行治疗，在使用四环素48小时后，92%的患者出现退热，无鹦鹉热复发及死亡病例。在本案例中，患者以发热及呼吸道症状为主要临床表现。

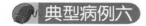

典型病例六

📋 病历摘要

男性，56岁，污水厂工人，因"反复咳嗽、咳痰、气促5年余，加重10余天"于2022年2月9日收入本院。

患者5年余前无明显诱因条件下出现咳嗽、咳少量白色黏痰，伴气促，活动后明显，未规律诊治，平时症状反复，10余天前患者上述症状加重，稍动即促，伴发热，体温最高达39℃，曾就诊于外院，予左氧氟沙星、多西环素抗感染，化痰、止咳、平喘等处理后，患者无发热，但气促症状未明显改善，遂于今日就诊于我院，门诊拟"慢性阻塞性肺疾病"收入我科。起病以来，患者精神可，睡眠一般，胃纳可，二便如常，新冠核酸阴性。

【既往史】

既往体健，有手术史，2019年3月8日在我院耳鼻喉科住院，诊断"双耳混合性耳聋、双侧慢性化脓性中耳炎"，在全麻下行耳内镜下右侧鼓室探查及鼓室成形术+耳屏软骨取出术。

【个人史、家族史】

吸烟40年，每天2包。饮酒10余年，每天200克，家族史无特殊。

【入院查体】

T：36.5℃，P：94次/分，R：20次/分，BP：133/85 mmHg，SPO_2 97%（低流量给氧），神志清晰，自主体位。呼吸运动一致，语颤双侧对称，双肺叩诊过清音，语音传导减弱，双肺呼吸音粗，可闻及少许哮鸣音及湿啰音。无胸膜摩擦音。心律齐，心音正常，腹部膨隆，腹软，无肌紧张，无压痛及反跳痛，双下肢无水肿。

【辅助检查】

入院后完善相关检查。2022年2月9日：丙氨酸氨基转移酶122 U/L、天冬氨酸氨基转移酶106 U/L、乳酸脱氢酶337 U/L、白蛋白/球蛋白1.20、直接胆红素7.50 μmol/L、甘胆酸8.09 mg/L、肌酸激酶同工酶（活性）33 U/L、白蛋白37.30 g/L；空腹血糖6.77 mmol/L；降钙素原0.06 ng/mL；D-二聚体0.51 mg/L、凝血酶原时间13.30秒、凝血酶原时间比值1.19；红细胞沉降率120 mm/h；血常规示：白细胞计数14.88×10⁹/L、嗜中性粒细胞百分数74.90%、嗜中性粒细胞绝对值11.15×10⁹/L、单核细胞绝对值1.21×10⁹/L；2022年2月9日血气血氧离子分析：氧分压71.30 mmHg、钾3.42 mmol/L、实际碳酸氢

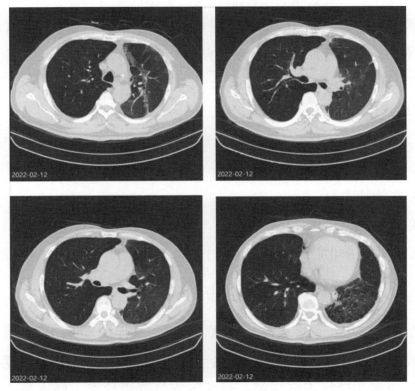

图6　胸部CT：左肺斑片状模糊影，左肺多发肺大泡，双下肺少许纤维灶

根21.60 mmol/L、二氧化碳总量22.60 mmol/L、动脉氧含量20.50%、碳氧血红蛋白0.20%、氧合血红蛋白93.70%、病人体温时的氧分压68.90 mmHg。2022年2月10日常规心脏超声+室壁运动分析+组织多普勒显象：心脏结构未见明显异常，左心室收缩功能正常，舒张功能欠佳。2022年2月11日，支纤镜：左舌叶支气管血痰堵塞。一般细菌/真菌涂片检查：未见细菌、真菌。2022年2月12日，胸部螺旋平扫：左肺斑片状模糊影，考虑感染（吸收期改变可能）；左肺多发肺大泡。双下肺少许纤维灶。双侧胸膜稍增厚。主动脉硬化。

【诊治经过】

入院时患者肝功能异常，予多烯磷脂酰胆碱胶囊改善肝功能，有咳嗽、咳痰、气促表现，考虑患者慢性阻塞性肺疾病急性加重期，有抗生素使用指征，予盐酸莫西沙星（0.4 g静滴qd，覆盖G+菌、G-菌、厌氧菌、非典型病原体）；余予止咳、化痰、低流量吸氧等对症及支持治疗，经治疗患者症状好转出院。

【最终诊断】

1. 社区获得性肺炎（鹦鹉热衣原体肺炎，PIS评分91分，中危）；

2. 慢性阻塞性肺疾病；

3. 左侧肺大泡；

4. 双耳混合性耳聋；

5. 双侧慢性化脓性中耳炎术后。

分析讨论

在本案例中，患者以反复咳嗽、咳痰、气促的慢性阻塞性肺病的临床表现入院，入院时血像高，给予莫西沙星抗感染治疗，后期因患者痰液较多，持续不能缓解，行纤维支气管镜检查，肺泡灌洗液送

mNGS检查，发现鹦鹉热衣原体感染，整个住院过程中只使用莫西沙星抗感染，疗程一周，最终患者病情好转出院。

有课题组研究报道，在经mNGS确诊的5例鹦鹉热肺炎患者中，约60%的患者有禽类或家禽接触史。所有患者入院时均有38.5 ℃以上的高热、咳嗽、低氧血症和呼吸困难。2例患者接受有创呼吸机支持和体外膜氧合支持。入院及随访时炎症指标均高于正常值，入院予多西环素或莫西沙星及其联合治疗。4例患者好转出院，1例患者因多器官功能衰竭和弥散性血管内凝血死亡。大多数患者使用四环素和喹诺酮治疗，结果良好。在本案例中，患者入院即予莫西沙星抗感染，最后患者肺炎好转出院，与现有研究相符，再次说明喹诺酮类药物在治疗鹦鹉热中发挥的作用，尽快尽早地使用有针对性的抗感染治疗对于疾病的转归有一定的积极作用。有研究报道鹦鹉热感染可影响呼吸道以外的器官系统，导致心内膜炎、心肌炎、肝炎、关节炎、角膜结膜炎、脑炎和眼附件淋巴瘤。

目前关于鹦鹉热的诊断，主要依靠临床表现、禽类接触史、实验室检查，由于临床表现缺乏特异性，对于鹦鹉热的诊断主要依靠实验室诊断，其中核酸检测是最重要的诊断依据。关于鹦鹉热的治疗，四环素类抗生素是治疗鹦鹉热的首选药物。一般来说，轻到中度的疾病可以通过口服多西环素或盐酸四环素来治疗，重症患者通常需要静脉注射盐酸多西环素治疗。大环内酯类抗生素被认为是四环素禁忌症患者的最佳替代药物。在疑似接触鹦鹉热后，一般不使用预防性抗生素。

鹦鹉热感染的潜伏期通常为3天至数周，疾病的严重程度可以从轻微的上呼吸道疾病或轻度结膜炎到死亡，取决于病原株的毒性和宿主的免疫状态。在本案例中，患者确诊鹦鹉热并未使用多西环素或大环内酯类抗生素，仅使用莫西沙星抗感染，说明喹诺酮类抗生素在疾病治疗过程中也发挥一定的作用。

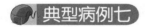 **典型病例七**

病历摘要

男性，55岁，无业，因"发热5天"于2021年3月1日入院。

患者5天前无明显诱因出现发热，发热呈持续性，下午发热峰值较上午高，最高体温达39.3℃，伴胸闷、全身乏力及腹部不适，无咳嗽、咳痰，无咽部不适，无午后低热、盗汗，无咳血，自行至当地卫生院就诊，予对症处理后体温可降至38.7℃，仍反复发热，自行至药店购买感冒药（未提供相关资料），服用后仍未见明显退热。今日上述症状仍无明显好转，至当地卫生院就诊，予静脉输液抗感染治疗后，出现头晕、恶心，伴呕吐，为求进一步诊治，家属陪同下前往我院急诊，测体温39.6℃，完善胸部CT提示"左肺下叶感染性病变，左侧胸腔少量积液"，拟"社区获得性肺炎"收入我科。

【既往史】

无特殊既往史。

【个人史、家族史】

吸烟十几年，每日约1包，未戒烟，饮酒12年，每日约半斤，未戒酒。家族史无特殊。

【入院查体】

SPO_2 99%（吸空气）。听诊双肺呼吸音粗，未闻及干湿啰音。

【辅助检查】

血常规：白细胞计数6.72×10^9/L、中性粒细胞百分比85.9%，嗜酸性粒细胞百分比0%；红细胞沉降率54 mm/h；PCT 0.56 ng/L；CRP 226.64 mg/L；CK 394 U/L，CK-MB 14 U/L；BNP 505 pg/mL肺支抗体 IgG 125 AU/mL。感染八项、尿常规、粪便常规未见明显异常。心电图：正常心电图。胸部CT示：左肺下叶感染性病变，左侧胸腔少量积液；右肺下叶胸膜下少许纤维化灶；左肺上叶增殖灶；左肺门淋巴结钙化；余胸部CT平扫未见明显异常。

支气管镜检查示：纤支镜镜下所见符合气管支气管炎改变，肺泡灌洗液NGS回报找到鹦鹉热衣原体（序列数200）。

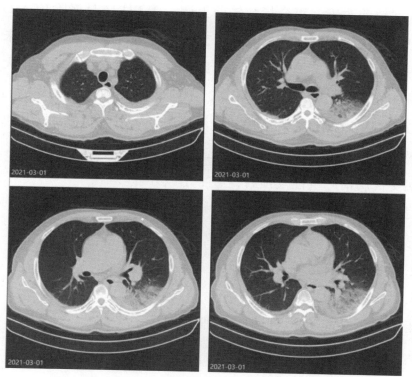

图7　胸部CT：左肺下叶感染性病变，左侧少量胸腔积液

【诊治经过】

入院后予莫西沙星抗感染，患者仍反复高热，2021年3月4日经

验性加用头孢呋辛联合抗感染治疗，3月5日病情进展出现气促，予高流量面罩吸氧、甲强龙平喘、西地兰强心等治疗，脉氧仍偏低，转入ICU，考虑重症肺炎，予无创呼吸机辅助通气、美罗培南联合莫西沙星、奥司他韦抗病毒，后病情进展出现急性呼吸窘迫综合征，行VV-ECMO辅助，3月6日肺泡灌洗液NGS回报找到鹦鹉热衣原体（序列数200），予加用盐酸多西环素联合抗感染，3月12日痰培养示CR-AB，加用替加环素抗感染，3月15日患者再次出现发热、寒战，不排除鲍曼不动杆菌败血症，予以美罗培南，加用多黏菌素抗感染，后患者气促较前改善，氧合指数较前上调，于3月16日撤除ECMO，撤机后患者再次出现气促、低氧，纤支镜检查可见少量黄脓痰，未见痰堵，患者血压、脉氧进行性下降，床边重症超声示右心明显扩大，下腔静脉扩张固定，D-二聚体升高，不排除急性肺栓塞，先后行VA-ECMO、VAV-ECMO辅助治疗，经治疗患者病情无明显好转，仍需持续呼吸机、ECMO、CVVH辅助，3月21日患者家属要求出院，反复向家属交代病情严重性及预后，签字予以办理。

【最终诊断】

1. 重症肺炎（鹦鹉热衣原体）；

2. 急性呼吸窘迫综合征；

3. 败血症；

4. 多脏器功能不全（肝脏、肾脏、血液系统）；

5. 肺动脉栓塞；

6. 右侧气胸。

【随诊】

在后续随访过程中患者死亡。

分析讨论

本例患者为中年男性，以反复发热为首发主要表现，后续进展为重症肺炎，入院后查中性粒细胞百分比、血沉轻度升高，C反应蛋白升高，胸部CT提示左肺下叶感染性病变，首先考虑社区获得性感染，入院先后予莫西沙星、头孢呋辛抗感染，效果不佳，支气管镜下提示气管支气管炎改变，留取肺泡灌洗液行NGS检出鹦鹉热衣原体，住院期间患者病情进展，出现重症肺炎、败血症、脏器功能不全、肺栓塞等表现，先后予碳青霉烯类抗生素联合喹诺酮类、多肽类、四环素抗生素联合抗感染，抗病毒治疗，治疗效果欠佳，病情进展迅速，预后差。

鹦鹉热衣原体是一种专性细胞内革兰阴性菌，主要感染禽类，但也可以引起人畜共患感染，吸入感染鸟类排泄物污染的气溶胶可导致鹦鹉热衣原体肺炎，部分会导致重症肺炎，甚至死亡。mNGS对于明确鹦鹉热衣原体肺炎具有重要意义。肺是鹦鹉热衣原体感染的最常见部位。有研究预测鹦鹉热衣原体肺炎约占社区获得性肺炎的1%，其中约30%为重症肺炎。鹦鹉热肺炎多表现为流感样症状，如发热、乏力、肌肉酸痛、头痛、咳嗽，重症患者早期也以流感样症状为主（71.42%）。有典型流感样症状肺炎患者需重点排查鹦鹉热衣原体感染。另有研究表明，在确诊鹦鹉热衣原体肺炎患者中入院前出现气促症状的比例为35.71%，而国外一项研究显示，重症鹦鹉热肺炎患者入院时伴气促的比例达100%，这考虑与国外分级诊疗，轻症患者先在基层医疗机构治疗，病情加重时才转往上级医院有关。在本案例中患者是入院后出现气促症状。

禽类接触史及典型的流感样症状是鹦鹉热肺炎的早期识别指标。在本案例中患者无明确禽类接触史，发病初期除发热外未见明显流感

167

样不适症状，后续通过二代测序才确诊鹦鹉热肺炎，调整治疗方案，但该患者病情进展迅速，预后差。另有研究表明PCT、CK、BNP显著升高提示重症，mNGS提供了一种快速确诊的方法，对于重症患者应早期经验性使用包含喹诺酮类在内的抗感染方案，为患者的确诊及靶向治疗赢得宝贵的时间。

在本案例中，患者肺泡灌洗液检出鹦鹉热衣原体后加用多西环素抗感染治疗，但此时已出现重症肺炎表现，多脏器器官功能障碍，疾病已发生进展，预示疾病预后差。有研究报道表明，鹦鹉热感染导致重症肺炎呼吸衰竭需要机械通气的案例中，死亡率可达66%。在临床工作中，对怀疑有鹦鹉热感染的病人早期运用多西环素、喹诺酮类抗生素可能对疾病进展有利。

典型病例八

病历摘要

男性，46岁，无业，因"发热17天，气促伴咳嗽、咳痰7天"于2019年9月17日收入本区。

患者17天前无明显诱因出现发热，体温波动于39℃，每天早上发热，至下午自行退热，晚上发热，后可再次退热，服用退热药物后体温下降较快，未予重视，发热时有畏寒、寒战，伴乏力、纳差，患者发热反复。7天前，患者开始出现气促，伴咳嗽，咳少量黄黏痰，难以咳出。5天前，患者体温升高至40℃，至外院就诊，胸部CT提示"右下肺炎"，收入院后查NEUT% 82.1%，ESR 35 mm/h，ALT 48.4 U/L，AST 81.7 U/L，ALB 31.2 g/L，CK 2253 U/L，CK-MB 67.1 U/L，SCr 111 μmol/L，hs-CRP 159.66 mg/L，TnT 14.09 ng/L，FIB 6.85 g/L，

D-D 2.31 mg/L，PCT 2.87 ng/mL，登革病毒抗原阴性，予莫西沙星＋哌拉西林他唑巴坦抗感染，患者PCT、肌酶下降，肌酐降至正常，但NEUT%进一步升高，仍反复发热，氧合稍变差（PaO₂ 63.8 mmHg，FiO₂ 29%），住院期间有腹泻，排较多黄色水样便，胸部CT提示"双侧肺炎，较前进展"。考虑病情危重，经家属同意请我院呼吸科会诊后转入我院进一步治疗。120出车接回。我院急诊查胸部CT提示"双肺炎症"，拟"重症肺炎"收入我科。

【既往史】

幼儿时期左足烫伤后畸形；既往有肺结核病史；平素有慢性腹痛，半小时余后可自行缓解；有痔疮病史多年，曾行痔疮手术治疗2次；1年前因腹痛诊断"慢性胃炎、肾结石"，具体均不详。2月前，患者左小腿、脐周、背部均曾出现米粒大小皮疹，有白色脓点，自行好转。

【个人史、家族史】

生于新疆，目前长期居住于中山，职业个体经营者，售卖"陈皮、普洱、青柑"等，平素多于厂房活动，喜欢光上身睡地上，厂房灰尘较多。近期无外出旅游。否认蚊虫叮咬。否认疫水疫区涉足史，无特殊不良嗜好。否认吸毒、冶游史。否认接触生禽、鸽子。父亲患心脏病，因心梗去世。母亲患有"精神病"，已去世。姐姐患有荨麻疹，过敏体质。否认家族其他成员有传染病及遗传病史。

【入院查体】

T 37.7 ℃，P 103 bpm，BP 165/81 mmHg，RR 45次/分，SpO₂ 89%（FiO₂ 41%）。神志清晰，急性面容，左颈根部见一红色小丘疹，结膜无充血、无水肿，巩膜无黄染，咽稍充血，扁桃体右侧稍肿大，无脓性分泌物，双肺呼吸清，双下肺闻及捻发音。左足第四趾附近皮肤挛缩，第四趾短缩畸形。

【辅助检查】

入院后完善相关检查，2019年9月18日血常规五分类（静脉血）：白细胞计数6.17×10⁹/L，嗜中性粒细胞百分数88.3%，血红蛋白浓度109 g/L。2019年9月18日离子六项：钙1.74 mmol/L。2019年9月18日糖化血红蛋白测定（色谱法）：糖化血红蛋白6.3%。2019年9月25日胸片示双肺炎症。

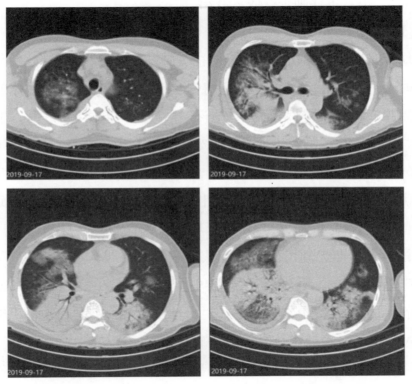

图8　胸部CT：双肺大片渗出影，下叶为主，内部见含气支气管，双侧少量胸腔积液

【诊治经过】

患者入院时发热、咳嗽、咳黄黏痰，入院即予美罗培南+莫西沙星抗感染，达菲抗病毒，患者气促症状进行性加重，予气管插管、呼

吸机辅助呼吸，肺泡灌洗液送高通量基因测序，检出鹦鹉热衣原体，考虑重症鹦鹉热衣原体肺炎，加用多西环素抗感染，经治疗后患者症状较前缓解，美罗培南改为哌拉西林他唑巴坦，经治疗后患者症状明显缓解，拔除气管插管后无气促，自主呼吸平顺，生命体征稳定。2019年9月26日由重症监护室转入呼吸内科继续治疗。2019年9月27日出现呕血，色鲜红，总量约为150 mL，考虑消化道出血，给予补液、制酸、止血、护胃等支持治疗。经治疗，患者复查血象逐渐恢复正常，胸部CT提示炎症吸收，一般情况好转出院。

【最终诊断】

1. 重症肺炎（鹦鹉热衣原体肺炎）；

2. 左足趾瘢痕畸形；

3. 上消化道出血。

分析讨论

本案例为中年男性患者，以发热为首发表现，后逐渐进展出现呼吸道症状，入院即予碳青霉烯类抗生素联合喹诺酮加达菲抗病毒治疗，治疗效果欠佳，后出现气促、低氧表现，行气管插管呼吸机辅助呼吸治疗，后肺泡灌洗液检出鹦鹉热衣原体，加用多西环素抗感染，经治疗，患者气促低氧情况较前好转，后将美罗培南抗生素改为哌拉西林他唑巴坦联合多西环素抗感染，经治疗患者病情好转出院。

鹦鹉衣原体是社区获得性肺炎的一个重要原因。有研究表明它约占所有社区获得性肺炎病例的1%。在美国每年报道的少于50例鹦鹉热病例中调查发现，鸟类是鹦鹉热衣原体主要的宿主，宠物鸟的主人和家禽加工中心、宠物店、鸟舍和兽医设施的工作人员是最大的接触者。鹦鹉热感染潜伏期通常为5—19天，但也可长至28天。由于缺乏常规检测，很难确定发病率和流行率。该病原体通过粪便、尿液、呼吸道分泌物和羽毛粉尘中的空气飞沫传播。鹦鹉热衣原体在体外条件下可以存活几个月。鹦鹉热衣原体感染在年轻、中年男性中更常见，这可能与较高的暴露潜力有关。鹦鹉螺杆菌感染始于接触受感染鸟类的分泌物时吸入的雾化细菌。感染开始于上呼吸道，并可能长期存在于黏膜表面，黏膜感染可促进宿主免疫反应，导致自身免疫反应，表现为非典型肺炎。症状从轻微到严重的全身性疾病不等。如果出现全身性疾病，患者可能表现为肝酶异常、低钠血症和BUN/肌酐升高。胸片多以单侧下叶肺炎表现为主。在本案例中，患者后期出现消化道症状，不排除其为长期使用抗生素后胃肠差的不良反应。在感染鹦鹉热衣原体的病例中实验室检查白细胞计数可正常，红细胞沉降率和C反应蛋白可能升高。有研究表明，在鹦鹉热感染案例中，当血清学抗原抗体检测为阴性时，对患者的鼻咽拭子和其宠物鹦鹉的粪便进行PCR已证实证实鹦鹉螺杆菌感染，实施PCR检测对于鹦鹉热的早期诊断具有重要意义。鹦鹉热的预后主要取决于患者的基础健康状况、疾病的严重程度以及早期诊断和治疗。患者完全恢复可能需要6—8周，包括胸片上的残留变化。根据美国疾病控制与预防中心的数据，在早期诊断和适当治疗下，目前美国的死亡率低于1%。考虑到这种疾病的潜在致命性，应尽快开始使用抗生素，并持续7—10天，在本案例中，患者前期使用碳青霉烯类抗生素联合喹诺酮加达菲抗病毒治疗，效果欠佳，再加用多西环素后患者症状好转，再次验证了多西环素在治疗鹦鹉热中发挥的作用。

在该案例中，患者基础情况尚可，入院后在确诊鹦鹉热后及时予敏感型抗生素多西环素足疗程治疗，最后患者转归良好，提示鹦鹉热感染患者的预后情况在一定程度上取决于患者的基础健康情况。